Rajendar Menen

# Mudras – Die Energie deiner Hände

# MUDRAS
## DIE ENERGIE DEINER HÄNDE

*Indisches Fingeryoga*

RAJENDAR MENEN

Aus dem Englischen von Anja Schmidtke

SILBERSCHNUR

Dieses Buch enthält Informationen und Erfahrungen mit energetischen und spirituellen Hilfsmitteln aus der geistigen Welt. Die beschriebenen Methoden und Mittel stehen in keinem direkten Zusammenhang mit schulmedizinischen Erkenntnissen und Ansätzen und möchten auch nicht als solche verstanden werden. Sie sind kein Ersatz für Medikamente, ärztliche oder psychotherapeutische Behandlungen. Hinsichtlich des Inhaltes dieses Werkes geben Verlag und Autor weder indirekte noch direkte Gewährleistungen.

Originaltitel: "The Healing Power of Mudras - The Yoga of the Hands"


ISBN: 978-3-89845-275-5

1. Auflage 2009

Übersetzung: Anja Schmidtke
Gestaltung & Satz: XPresentation, Boppard
Druck: Finidr s.r.o. Cesky Tesin

Verlag "Die Silberschnur" GmbH · Steinstraße 1 · D-56593 Güllesheim

www.silberschnur.de · E-Mail: info@silberschnur.de

# Inhaltsverzeichnis

# Widmung

*Dieses Buch widme ich Prabhadevi, Suzanne, Pondicherry, G-304 Sameer und Hard Disc. In jedem Moment meines Lebens spürte ich ihre Anwesenheit durch Mitreisende, Wind, Regen und Sonne und durch den Schöpfer, während ich die unbekannten Weiten der natürlichen Heilung erkundete. Möge der Schöpfer uns alle umfangen.*

*Vor allem aber widme ich dieses Buch meiner Mutter, die mich durch Krisen geleitete, meine unzähligen Marotten mit stoischer Ruhe ertrug und mir die Gene schenkte, für eine bessere Welt zu kämpfen.*

# Danksagung

Dieses Buch wäre ohne die Hilfe einiger Mudra-Experten nicht möglich gewesen. Es gibt kaum Literatur zu diesem Thema, und so zapfte ich sämtliche Quellen an, die mir in die Finger kamen. Mein ganz besonderer Dank gilt Gertrud Hirschi für ihre beeindruckenden und aufschlussreichen Einblicke in dieses Thema. Sie ist gesegnet und ein wahrer Messias der Heilung. Irgendwie ist es bedauerlich, dass die Weisheiten aus dem alten Indien erst die westliche Welt brauchten, um dokumentiert, perfektioniert und verbessert zu werden. Doch jetzt, wo dies geschehen ist, mögen die Samen sich verstreuen und das Land befruchten. Das ist Teilen in Perfektion.

# Vorwort

Das Leben ist eine Aneinanderreihung endloser Wunder, die sich fast ständig in unserem Leben ereignen. Sie geschehen so mühelos und ohne Vorwarnung, dass wir sie oft gar nicht wahrnehmen. Sie suchen den Demütigsten und den Mächtigsten auf, ohne Vorurteil oder Gewogenheit, und spotten jeder logischen und rationalen Erklärung.

Dies ist mein viertes Buch über das Heilen. In meiner über zwei Jahrzehnte langen Laufbahn als Journalist und Schriftsteller und auf meiner mehrere Kontinente umspannenden Wanderschaft machte ich enge Bekanntschaft mit dem Banalsten, kolossal Absonderlichsten, bösartig Düstersten, irrsinnig Lustigsten und zutiefst Erhebenden. Ich verbrachte wertvolle Stunden auf den Straßen, in den Bordells und auf den Fluren der Enteigneten, während ich versuchte, ihre Angst und ihre Freude zu dokumentieren. Immer wieder geschahen Wunder in ihrem und in meinem Leben, ja eigentlich überall um uns herum, doch wir scherten uns nicht um ihre Herkunft, sondern blieben der realen Welt von Ursache und Wirkung verhaftet und fällten weiter unsere Urteile.

Als ich dann aber den Prozess der Heilung erforschte, wurden mir mit einem Mal die Wunder bewusst, die fast ständig in unserem Leben geschehen. Unser Körper ist ein Wunder, Geburt und Tod sind Wunder, der ganze Prozess des Heilens ist ein Wunder. Es ist einfach, das alles als "ganzheitliche Heilung", als "Verbindung von Körper und Geist" oder mit ähnlichen Plattitüden abzutun. Konventionelle und auch alternative Mediziner greifen gern auf rationale Erklärungen zurück, aber sie wissen auch, dass hier und da Remissionen auftreten und Heilungen stattfinden, die nicht ohne Weiteres erklärbar sind. Göttliches Eingreifen nennt man das dann.

Im Laufe der Jahre experimentierte ich mit mehreren Heiltechniken. Die meisten funktionieren, allerdings bei unterschiedlichen Menschen und zu unterschiedlichen Zeiten. Wenn sie bei einem bestimmten Menschen nicht funktionieren, dann nicht, weil die Technik oder die Therapie falsch ist. Es verhält sich hier einfach nur so, dass Mensch und Zeit nicht die richtigen sind ... oder dass der Mensch noch nicht bereit ist für diese Wirkungsweise.

Seit mehr als zehn Jahren praktiziere ich außerdem Yoga und Meditation und hatte das Privileg, viele wertvolle Stunden mit mehreren Meistern verbringen zu dürfen. Es gibt beim Praktizieren einige Tage, an denen Ihr ganzes Wesen sich erhebt und Sie fühlen, wie Sie von endloser Freude durchströmt werden. Würden Sie Ihr Leben in dieser Zeit zu Papier bringen, dann würden sich die Eckpunkte nicht von den traurigsten oder gar gewöhnlichsten Zeiten Ihres Lebens unterscheiden. Eines aber wäre anders: unerklärliche Freude, die Ihr Wesen mitten in ein Feuerwerk reiner Ekstase schleudert.

Mudras sind - wie Sie in diesem Buch erfahren werden - einfach, kostenlos und leicht auszuführen. Sie können überall praktiziert werden und heilen den Körper. Ich schlage Ihnen nirgends vor, nun Ihren Arzt und seine Rezepte außen vor zu lassen. Aber es ist erwiesen, dass das regelmäßige Praktizieren von Mudras Heilung bewirkt.

Für die stattfindende Heilung gibt es mehrere Erklärungen. Doch wenn Sie erst einmal regelmäßig praktizieren, beginnen Sie an die Tür einer inneren Spiritualität anzuklopfen. Mit der Zeit werden Sie tief im Inneren auf zellularer Ebene transformiert. Sie fangen an, Ihren Körper mehr zu respektieren, und sehen das Leben in einem neuen Licht. Langsam beginnen Sie, sich der starken und tröstenden Umarmung des Lebens hinzugeben, denn irgendwie wissen Sie, dass es für Sie Sorge tragen wird.

Willkommen bei den Mudras, bei der Heilung und bei Ihrem neuen Selbst!

*Rajendar Menen*

Kapitel 1

# Mudras verstehen

Vielerorts geht man davon aus, dass der menschliche Körper eine Miniaturausgabe des Universums ist, das aus fünf Elementen besteht – Feuer, Luft, Wasser, Erde und Himmel. Diese Elemente sind in festen Anteilen in uns vertreten, und schon das kleinste Ungleichgewicht unter ihnen kann verheerende Folgen haben.

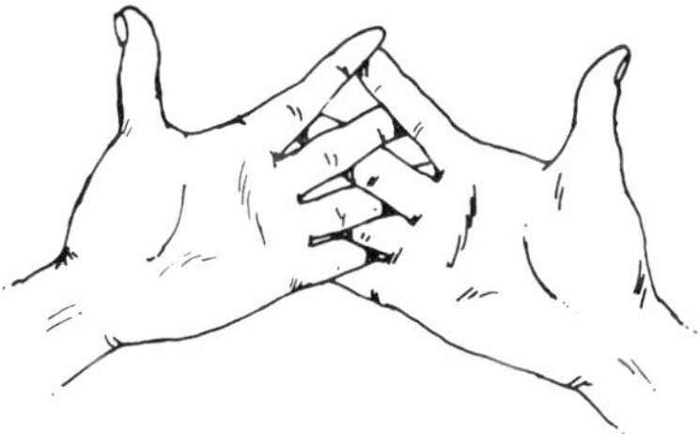

*Vajrapradama-Mudra*

Mudras helfen, die fünf Elemente im menschlichen Körper zu normalisieren. Die Natur hat unseren Körper autark, eigenständig und fast perfekt gestaltet.

Der Mensch ist jedoch anfällig für zahllose Störungen. Die Nahrung, die wir zu uns nehmen, die Luft, die wir atmen, das Wasser, das wir trinken, ja sogar die meisten unserer Gedanken vertragen sich oft gar nicht mit einer idealen Lebensweise. Wenn kein Gleichgewicht mehr da ist, weil Körper und Geist mit den vielfältigsten äußeren und inneren Störungen zu kämpfen haben, werden wir krank. Unser Körper ist im ständigen Fluss, immer wieder lädt er sich auf und richtet sich neu aus, doch bei einem Ungleichgewicht werden wir krank.

Das Gleichgewicht, das wir anstreben und brauchen, ist eine ziemlich knifflige Angelegenheit, denn es kann beinahe von allem gestört werden: von Einsamkeit, vom Ende einer Beziehung, von Ortsveränderungen, ja sogar von nicht bestandenen Prüfungen und nicht erfüllten sozialen Erwartungen, um nur einige zu nennen, bis hin zu den hinterlistigen Angriffen von Viren und Keimen, die mit uns auf diesem Planeten leben. Alles, was für ein gesundes Leben notwendig ist, hat heute viel weniger Wert. So haben unser Wasser, unsere Nahrung und sogar die Atemluft an Qualität verloren. Wir haben uns weit von der Natur entfernt, und auch die Keime und der menschliche Körper, der sie beherbergt, haben schon vielfach Mutationen durchlaufen. Heutzutage ist es unglaublich einfach, aus dem Gleichgewicht, sozusagen aus dem "Gnadenzustand", zu geraten.

Im Folgenden werden wir untersuchen, wie Mudras das menschliche Wesen beeinflussen. "Hände haben eine ganz eigene Macht", so der namhafte indische Arzt Keshav Dev. "Durch regelmäßiges Praktizieren verschiedener Mudras kann der Mensch sein Leben kontrollieren." Der leise sprechende, überaus kenntnisreiche Leiter des Vevekanand Yogashram in Delhi kann endlos und kompetent über die Wissenschaft der Mudras reden. Über *Hasta-Mudras* (Handhaltungen) sagt er, es gebe einen enormen Energiefluss in unseren Händen, jeder Finger repräsentiere eines der fünf Elemente - der Daumen ist *Agni* (Feuer), der Zeigefinger *Vayu* (Luft), der Mittelfinger *Akash* (Äther), der Ringfinger *Prithvi* (Erde) und der kleine Finger *Jal* (Wasser). "Die Wurzel aller Krankheiten liegt in einem Ungleichgewicht eines der fünf Elemente, das mithilfe von Arzneien, Willenskraft und Mudras wieder ausgeglichen werden kann", so Keshav Dev. "Die Wissenschaft der Mudras ist eines der schönsten Geschenke des Yoga an den Menschen und sein Wohlergehen."

Der Arzt erklärt, dass Mudras universell und für jeden geeignet sind. Man kann sie täglich eine halbe Stunde lang praktizieren. Dabei ist es ratsam, mit verschränkten Beinen dazusitzen, er fügt jedoch hinzu, dass ein Mudra nicht unwirksam wird, wenn man etwa beim Spazierengehen die Hände locker in den Jackentaschen hält und dabei mit den Fingern ein bestimmtes Mudra formt.

Mudras lassen sich auch im Liegen ausführen und sind deshalb ganz leicht zu praktizieren.

"Mudras führen niemals zu einem Übermaß an Energie", fährt er fort. Wie ein Thermostat streben sie einfach nur ein optimales Gleichgewicht von *Prana* (Lebensenergie, Anm. d. Übers.) an. Wenn Sie also das nächste Mal kränkeln, denken Sie daran, dass vielleicht einfach nur Ihr *Prana* schlecht austariert ist und ein bisschen harmlose Fingerarbeit schon das Heilmittel sein kann!

Mudras sind Bewegungen aus dem Yoga, bei denen nur Arme und Hände eingesetzt werden. Sie sind extrem einfach, aber so wirkungsvoll, dass sie das ganze Leben verändern können. Sie befreien die Energie, die im Körper blockiert ist - in Energiekanälen (*Nadis*) und Energiezentren (*Chakren*). Mudras helfen, inneren Frieden und innere Stärke zu schaffen, sie beseitigen Müdigkeit und Ängstlichkeit, schützen die Gesundheit von Körper und Seele, helfen, Stress, Depressionen, Schuldgefühle und Ärger zu überwinden, beruhigen den Geist, schärfen die Intuition und fördern Glück, Liebe, Erfolg und ein langes Leben.

Wenn man bedenkt, wie leicht Mudras auszuführen sind, wie wenig Zeit und Raum sie in Anspruch nehmen und welchen enormen Nutzen sie bringen, dann sind sie vielleicht genau das richtige Werkzeug für Gesundheit und geistigen Frieden, die wir so dringend in diesem Leben brauchen, in dem wir ständig von einem Ungleichgewicht ins nächste stolpern.

Für Mudras braucht man keine Yoga-Erfahrung. Sie müssen dafür auch weder sportlich noch jung sein; sogar im Krankenbett kann man Mudras üben. Sie müssen nur Ihre Arme und Hände frei bewegen können und auf Ihre Atmung achten. Einfacher geht es nicht. Und egal wo Sie sind, bereichern Sie in nur wenigen Minuten täglich Ihr Leben.

In einer bescheidenen, unscheinbaren Wohnung in Juhu Gully am Stadtrand von Mumbai praktiziert der 64-jährige Ramesh Shah täglich Mudras und erteilt Interessierten Unterricht: "Es ist eine einfache Methode, gesund zu bleiben, und mein Ziel ist es, diese Botschaft allen zu vermitteln, die sie brauchen", sagt er.

Shah, der früher einmal eine "mechanische Werkstatt" leitete, litt ständig an Bluthochdruck und Magenproblemen, bis er einem Mudra-Lehrer begegnete, der ihm das "Yoga der Finger" nahebrachte. Shah probierte es aus, heilte so seine Beschwerden, und von da an gab es für ihn kein Zurück mehr. "Es ist eine kostenlose Medizin", sagt er glücklich. "Sie müssen dafür nicht ins Krankenhaus. Sie sparen eine Menge Geld damit."

Gelassen und wissenschaftlich erläutert Shah das *Prana-Mudra* oder Mudra für Lebensenergie: "Beugen Sie den kleinen und den Mittelfinger, bis ihre Spitzen die Daumenspitze berühren. Das ist alles." Der Nutzen dieses Mudras: Es erhöht u. a. die Lebensenergie und verbessert die Augen, die Durchblutung und das Immunsystem. "Für das *Varun-Mudra* legen Sie die Spitzen von Daumen und kleinem Finger zusammen", sagt er. "Damit werden Unreinheiten des Blutes und der Haut sowie Magenbeschwerden behandelt."

Das *Gyan-Mudra* ist genauso einfach und wirkungsvoll. "Berühren Sie mit dem Zeigefinger sanft den Daumen. Es hilft, die geistige Leistungskraft zu verbessern. Beim *Jalodhar-Naashak-Mudra* berührt der kleine Finger den Daumenballen und der Daumen den kleinen Finger. Dieses Mudra ist gut gegen Wasseransammlungen im Körper."

Ramesh Shah erzählt, er kenne mehr als 45 Mudras. Für Mudras sei keine bestimmte Haltung wichtig, es sei aber "gut, eine Matte oder eine Decke auf den Boden zu legen und in der *Padmasan*- oder *Vajrasan*-Haltung zu sitzen. Mudras können aber genauso gut im Stehen, Sitzen oder sogar im Gehen geübt werden."

Dann erläutert er das *Akash-Mudra*: "Berühren Sie mit dem Daumen den Mittelfinger. Das erhöht Ihre Intuition, gleicht Kalziummangel aus und heilt Zahn- und Ohrbeschwerden."

*(Wir werden später noch umfassend auf alle Mudras eingehen. Bitte setzen Sie nicht Ihre Medikamente ab, ohne vorher Ihren Arzt zu befragen, auch wenn*

*Mudras wirksam und nützlich bei der Behandlung gesundheitlicher Probleme sind. Viele Ärzte in Indien berichten von Patienten, die mit Mudras anfingen und dann langsam ihre Medikamente absetzten, ohne dass dies negative Auswirkungen hatte. Tatsächlich werden ihnen zufolge die Patienten nach einer gewissen Zeit mithilfe der Mudras vollständig geheilt. Bitte beraten Sie sich jedoch zuerst mit Ihrem behandelnden Arzt, bevor Sie Medikamente absetzen!*)

Nach fast zehn Jahren des Praktizierens ist Ramesh Shah der Meinung, dass das *Gyan-Mudra*, das *Vayu-Mudra* und das *Prana-Mudra* täglich geübt werden können. "Andere Mudras sollten Sie nur dann ausführen, wenn Sie bestimmte Beschwerden haben. Man sollte sie dreimal täglich höchstens 15 Minuten lang praktizieren", rät er.

Shah empfiehlt, Mudras mit leerem Magen zu üben, aber "das *Vayu-Mudra* kann auch kurz nach einer Mahlzeit praktiziert werden, da es gegen Magenprobleme wirksam ist."

Shah schließt: "Es ist einfach wunderbar. Der Körper wird von den fünf Elementen beherrscht. Die gesamte Energie befindet sich in den Fingern. Mit verschiedenen Kombinationen der Finger können wir nicht nur diese Elemente kontrollieren, sondern auch viele Krankheiten heilen."

## kapitel 2

# Alte Heilkunst neu entdeckt

Nicht weit entfernt, in Malad, einem anderen Vorort von Mumbai, wohnt der 62-jährige Yogi Kumar, der Yoga und Heil-Mudras lehrt. Früher war er in der Bekleidungsbranche tätig, doch nach seiner Pensionierung begann er vor ein paar Jahren, Yoga in Vollzeit zu unterrichten.

"Ich habe über 40 Jahre Erfahrung", verrät er. "Yoga habe ich in Mathura gelernt. Mit dem Meditieren habe ich schon mit vier Jahren begonnen. Auch mein Vater war Yoga-Lehrer. Ich bin mit Intuition gesegnet. Schon in jungen Jahren konnte ich alle Fragen auf meinen Prüfungsbögen vorhersagen. Ich wusste, dass ich begabt war, und arbeitete eifrig daran, mich noch weiter zu verbessern. Als sich mein Berufsleben stabilisiert hatte, fand ich, ich könnte die Botschaft der Gesundheit weiter in der Gesellschaft verbreiten."

Der Vegetarier praktiziert täglich Yoga und über 20 Mudras. "Ich brauche dafür etwas über anderthalb Stunden", sagt er. "Dann reise ich durch die ganze

Stadt, um Patienten aufzusuchen. Ich berechne etwa 300 Rupien (4,60 Euro, Anm. d. Übers.) pro Patient und Tag, aber alles hängt davon ab, wie lang die Strecke ist, die ich zurücklegen muss, und welche Krankheit ich behandle."

Yogi Kumar bekräftigt, jede Krankheit könne durch Mudras geheilt werden. Er habe bereits Asthma, Arthritis, Herzprobleme, Nierenerkrankungen, Sexualprobleme, Migräne, Rückenbeschwerden und sogar den gefürchteten und größtenteils unheilbaren Blutkrebs behandelt.

"Das ist keine Prahlerei", betont er. "Es gibt zwei Arten von Mudras – Körper-Mudras und Handhaltungen. Mudras sind uralt. Es begann mit dem Gott Shiva und ist vollständig in den Gesprächen mit seiner Ehefrau Parvati festgehalten. Es ist eine uralte Wissenschaft, einfach und kostenlos. Arzneien sind nicht nötig, und die Heilung ist 100-prozentig. Allerdings sollte sich der Patient genauestens an meine Anweisungen halten. Ich bin da sehr streng. Wer meine Anweisungen ausnahmslos befolgt, dem kann ich Heilung garantieren."

Auch in anderen Teilen Indiens kann man solche Ärzte finden. Doch das Wissen über die Mudras ist nur spärlich gesät, es gibt keinen roten Faden, der alles miteinander verbindet. Da die Heilung durch Mudras bestenfalls unkonventionelle Medizin ist und von offizieller Seite nicht unterstützt wird, ist es Einzelkämpfern überlassen, sie bekannter zu machen. Wie auch andere Heilsysteme, die ihren Ursprung in alter Zeit haben, wurden Mudras bisher nicht wissenschaftlich untersucht. Es gibt auch keine alten Werke darüber, aber mündliche Bezeugungen ihrer Wirkung gibt es zuhauf, und Mudras sind noch immer lebendig und mitten unter uns.

Dieses Problem haben eigentlich alle alten Heiltechniken gemeinsam, die nicht auf Profit aus sind. Indien als alte und mächtige Zivilisation kann mit mehreren solcher Heiltechniken aufwarten - und was passiert? Ständig werden sie von der westlichen Welt "entdeckt", dort patentiert und dann wieder an uns Inder verkauft!

Noch während ich dies schreibe, wird berichtet, dass *Jeevani* - eine Energie spendende Pflanze aus dem südindischen Bundesstaat Kerala, die von Mitgliedern eines dort lebenden Stammes entdeckt wurde - inzwischen im Westen patentiert wurde. Auch mit anderen ayurvedischen Rezepturen geschah dies. Selbst indischer Tanz und indische Musik sind bereits umfassend erforscht worden und haben so ganz neue Dimensionen erhalten. Dasselbe gilt für Yoga, Massagetechniken und andere ganzheitliche Heilmittel. Auch Mudras haben schon im Westen Einzug gehalten. Es wird nicht mehr lange dauern, und die ganze Welt lernt sie in ihrer neuen, verbesserten und noch wirksameren Form kennen.

"Dass Mudras nicht besonders bekannt sind oder weiterentwickelt werden, liegt nur daran, dass kein Geld damit zu machen ist", sagen die Mudra-Experten. "Das große Geld wartet in der Allopathie und in den Krankenhäusern. Wer fördert schon etwas, das kostenlos ist?"

Die Kehrseite der Medaille ist, dass die Wissenschaft der Mudras ohne Literatur und weitere Forschungen in ihrer Entwicklung beeinträchtigt werden könnte. Mudras heilen. Das ist gar keine Frage. Aber sich eingehend mit ihrer Methodologie zu befassen und neue Techniken zu entwickeln, um uns die gigantische Kraft unserer Finger zunutze zu machen, dürfte gewiss von unschätzbarem Wert sein.

Alle alten Heiltechniken wie Ayurveda, Massage, Yoga und Ähnliches sind intensiv erforscht worden. Wir hoffen, dass auch aufgrund dieses Buches Anstrengungen unternommen werden, eine Heilmethodologie zu verbreiten und zu dokumentieren, die ideal für ein Entwicklungsland wie Indien ist - sie ist kostenlos, nimmt kaum Zeit in Anspruch, kann überall praktiziert werden, braucht keine technischen Geräte, heilt fast alle Krankheiten und hilft, Körper und Geist in einem stetigen Zustand der Ruhe zu bewahren. Sie hat ihren Ursprung in Indien und begleitet uns seit Tausenden von Jahren. Kann es bessere Gründe geben, Mudras bekannter und sie zu einem Hausmittel gegen Krankheiten zu machen?

## Kapitel 3

# Interessante Fakten

Alle göttlichen und übermenschlichen Wesenheiten Indiens, wie Mahavir, Gautama Buddha, Adi Shankaracharya und andere, nehmen in ihren Darstellungen Mudras ein. Es sind einfache yogische Haltungen mit enormer Bedeutung. Detaillierte Mudra-Beschreibungen finden sich im *Tantra Shastra*, *Upasana Shastra*, *Nritya Shastra* und in vielen weiteren Abhandlungen aus alter Zeit.

- Mudras können wunderbare Veränderungen und Verbesserungen im Körper bewirken.
- Mudras erzeugen Kraft und schaffen so Frieden und Glück.
- Mudras sind wunderbare Heilmittel. Sie schaffen sofortige Abhilfe bei vielen Krankheiten.
- Mudras können fast alle Beschwerden heilen, von einfachen Ohrenschmerzen bis hin zu Herzinfarkten.

- Mudras helfen, die körperlichen, geistigen und sogar die moralischen Anteile einer Person zu formen.
- Einige Mudras können die fünf Elemente des Körpers innerhalb von 45 Minuten ins Gleichgewicht bringen, andere wirken schon nach wenigen Sekunden.
- Regelmäßig praktiziert können Mudras Schlaflosigkeit, Arthritis und Gedächtnisverlust heilen.
- Mudras bereinigen destruktive Veränderungen im menschlichen Körper von Grund auf.
- Sie fördern ein respektvolles und zuvorkommendes Wesen.
- Im Kundalini-Yoga helfen Mudras, die kosmische Energie zu wecken.

## Kapitel 4

# Mudras im indischen Tanz

Mudras oder die "Zeichensprache" sind das wichtigste Element im indischen Tanz. Der Tanz vermittelt so viel, und doch kommt er ohne wortreiche Sätze aus. Wenn der Tanz die Sprache ist, sind Mudras die Wörter, die in dieser Sprache benutzt werden. Mudras werden mit den Fingern einer einzelnen Hand oder beider Hände geformt. Mit verschiedenen Drehungen von Armen und Fingern übermitteln die Tänzer wirkungsvoll ihre Botschaft. Jeder Tanz ist evokativ und gestenreich, Worte werden dabei kaum gesprochen, sondern die gesamte Kommunikation läuft über Zeichen, Gesten und Bewegungen. Es ist eine mächtige Körpersprache, universell und blumig im Ausdruck.

Es gibt dabei zwei Arten von Mudras. *Asamyukta Hastam* sind einhändige Mudras, *Samyukta Hastam* sind Mudras, die von beiden Händen geformt werden. *Samyukta* bedeutet wörtlich "verbunden". Man unterscheidet 28 einhändige Mudras und 24 beidhändige. Sehen wir uns ein paar einhändige Mudras einmal genauer an.

Beugen Sie den rechten Ringfinger auf seine halbe Länge. Berühren Sie mit ihm den Daumen. Halten Sie die anderen drei Finger senkrecht. Dies ist die *Mayura-Mudra* oder das Pfauen-Zeichen. Es symbolisiert den Pfau, steht aber auch für Erbrechen, das Zurückwerfen der Haare, das Auftragen des runden "Tilak"-Zeichens zwischen die Augenbrauen, das Schöpfen von Wasser aus einem heiligen Fluss und das Tröpfeln des Wassers auf den Kopf, für das Unterrichten (*upadesa*) und noch einiges mehr, darunter auch die gängigste Botschaft der Wertschätzung. Wie Sie sehen, kann eine einfache Geste, eine fast unmerkliche Bewegung der Finger, unglaublich viel bedeuten.

Gehen wir noch etwas weiter. Die gegensätzlichen Empfindungen von Freundschaft und Feindschaft werden ebenfalls mit einer einzigen beidhändigen Mudra ausgedrückt. Der einzige Unterschied liegt in der Haltung der Finger sowie in den betroffenen Fingern. Schließen Sie alle Finger beider Hände mit Ausnahme der Zeigefinger. Beugen Sie beide Zeigefinger wie Haken und halten Sie sie gegeneinander. Bewegen Sie sie voneinander weg in entgegengesetzte Richtungen, und sie sind wie zwei Feinde, die sich gegenüberstehen. Schließen Sie jetzt alle Finger mit Ausnahme der kleinen Finger beider Hände. Beugen Sie diese zu einem Haken, und halten Sie sie gegeneinander. Jetzt stellen Sie zwei Freunde dar. Bei beiden Mudras wird die linke Hand über der rechten gehalten. – Diese Mudras vermitteln so vieles und kommen doch ohne Worte aus. Stellen Sie sich vor, was sie erst miteinander kombiniert ausdrücken würden!

Ein beeindruckendes Beispiel für die Verwendung von Mudras ist der *Kathakali* ("Geschichten-Darbietung"), der weltbekannte klassische indische Tanz aus dem südindischen Bundesstaat Kerala, der seinen Ursprung im 17. Jahrhundert hat und tief in der Hindu-Mythologie verwurzelt ist. Es ist eine einzigartige Kombination aus Literatur, Musik, Malerei, Schauspiel und Tanz.

Der *Kathakali* ist äußerst dramatisch und wird mit kunstvollen Masken und Kostümen getanzt. Er ist sowohl gefühlsgeladen als auch erzählend und wird mit Dialogen kombiniert, um Mythen und Legenden in den Tempelhöfen Keralas zum Leben zu erwecken. Mit ihren atemberaubenden Kostümen, lebhaft bemalten Gesichtern, Trommeln und Gesängen lassen die Tänzer ganz unterschiedliche Stimmungen und Gefühle im Zuschauer aufkommen.

Der *Kathakali* ist faszinierend. Er ist eine harmonische Kombination aus Literatur (*Sahithyam*), Musik

(*Sangeetham*), Malerei (*Chithram*), Schauspiel (*Natyam*) und Tanz (*Nritham*). Die Kostüme sind lebendig und bunt, die Gesichtsbemalung übernimmt jeder Künstler selbst, und bei der Aufführung tragen alle Tänzer eine schwere hölzerne Kopfbedeckung. Mit der Gesichtsbemalung (*Aharya*) stellt man bestimmte Charaktere wie *Pacha*, *Kathi*, *Thadi*, *Minukku* usw. dar.

*Kathakali*-Tänzern kommt kein Wort über die Lippen, doch ihre Handbewegungen oder Mudras zusammen mit ihrer Mimik sprechen Bände. Mit frenetischem Trommeln und einem musikalischen Vorspiel (*Thiranottam*) führt diese auserlesene Form des Tanzes die Zuschauer in ein Reich überbordender Fantasie, das sie die ganze Nacht über gefangen nimmt.

Im *Hasthalakshana Deepika*, dem Buch der Handgesten, sind 24 grundlegende Mudras aufgeführt, die im *Kathakali*-Tanz verwendet werden. Für jede Basis-Mudra gibt es *Asamyukta-Mudras* (mit einer Hand) und *Samyukta-Mudras* (mit beiden Händen). Insgesamt ergeben die Mudras und ihre Unterteilungen 470 Symbole.

Der *Kathakali* ist nur ein Beispiel von vielen. Auch alle anderen indischen Tanzformen sind aufgrund von Mudras reich an "schweigender Beredsamkeit" ...

Padma Shree Dr. Kanak Rele ist Leiterin des Nalanda Dance Research Centre in Juju, Mumbai, und erklärt, es sei unmöglich, genau zu sagen, wie viele *Hastas* oder Mudras es im Tanz gibt. "Jeder Tanzstil hat sein eigenes System und seine eigenen *Hasta*-Kategorien", sagt sie. "Aber jedes System hat Basis-*Hastas*, aus denen durch Vertauschungen und Kombinationen wiederum andere *Hastas* gebildet werden. Jeder Tanzstil verwendet zum Beispiel ein Basis-*Hasta* namens *Pataaka* (Fahne). Es kann auf unterschiedliche Weise gehalten werden, indem Finger und Handflächen unterschiedlich miteinander kombiniert werden. Im *Kathakali*, in dem der Sanskrit-Text *Hastalakshanadeepika* verwendet wird, wird *Pataaka* so eingenommen, dass die Handfläche aufrecht gehalten wird, die Finger vollständig gestreckt sind und dann der Ringfinger am mittleren Gelenk gebeugt wird. Das *Hasta* kann von beiden Händen gehalten werden, dann heißt es *Samyukta*. Wird es mit nur einer Hand ausgeführt, dann heißt es *Asamyukta*."

Dr. Rele hat mehrere Auszeichnungen erhalten und ist für ihre Wiedereinführung des ausnehmend lyrischen Tanzes *Mohini Attam* bekannt, zudem hat sie der Erforschung des klassischen indischen Tanzes neue Perspektiven gegeben. Auch wird ihr ihre Pionierarbeit auf dem Gebiet der Dynamik des indischen Tanzes hoch angerechnet, auf deren Grundlage sie eine Theorie über die Körperkinetik des Tanzes entwickelte.

"*Samyukta* wird überaus vielfältig eingesetzt", fährt sie fort. "Hält man die Hände an unterschiedliche Stellen rund um den Körper, dann kann man Sonne, König, Elefant, Löwe, *Torana* (Blumengirlanden für Türen), Ochse, Krokodil und so weiter damit ausdrücken. Mit *Asamyukta* setzt sich die Sprache des Tanzes weiter fort. Sie ist anders. Beim *Bharata Natyam* wird der Sanskrit-Text *Abhinayadarpana* verwendet, laut dem das *Pataaka-Hasta* so eingenommen werden muss, dass die Handfläche aufrecht ist, die Finger gestreckt sind und der Daumen die Handfläche berührt. So werden durch Vertauschungen und Kombinationen Hunderte von *Hastas* oder Mudras gebildet."

Die Ursprünge der Mudras sind nicht völlig klar. Die meisten Tanzlehrer und Mudra-Experten stimmen darin überein, dass sie uralt sind, bei der zeitlichen Einordnung herrscht jedoch Uneinigkeit. "*Hastas* kamen auf, als man feststellte, dass ein dramatisches Schauspiel Stilisierungen braucht", so Dr. Kanak Rele. "Diese Stilisierungen wurden dann festgeschrieben, so dass ein einziges System entstand, das in allen Teilen des alten Indiens Gültigkeit besaß. Damit wurden Mudras allgemeingültig. Da im Tanz nicht gesprochen wird, muss der Tänzer den Liedtext mit *Hastas* und entsprechenden Gesichtsausdrücken interpretieren."

*Hastas* sind äußerst beredt und tiefgründig in der Kommunikation. Sie sind die Wörter des Tanzes. Sie bilden Alphabete, und wie gezeigt ergeben sich durch Vertauschungen Wörter für Substantive, Handlungen, Eigenschaften und Dinge. "Sie können das Leben widerspiegeln und sogar Abstraktes ausdrücken", betont Dr. Rele. "Solche *Hastas* sind individuelle Wörter, die in Sätzen richtig eingesetzt werden müssen. In jedem Satz sind also verschiedene *hastas* aneinandergereiht."

Mudras sind sehr indisch. Von Indien haben sie sich wahrscheinlich in andere Teile der Welt verbreitet. "In südostasiatischen Tänzen finden sich einige rudimentäre oder verkürzte *Hastas*. Ich habe symbolische, standardisierte Handbewegungen in hawaiischen Tänzen gesehen, die eigentlich keine *Hastas* sind. Es gibt sie nirgendwo anders auf der Welt", sagt Dr. Kanak Rele mit Entschiedenheit. Nachdem sie sich seit über vier Jahrzehnten dem Tanz widmet, sollte sie es wohl wissen.

## Kapitel 5

# Sinn und Zweck von Mudras sowie deren gebräuchlichste Formen

*Mudra* ist ein Sanskrit-Wort und bedeutet *Zeichen* oder *Siegel*. Sie ist eine Geste oder eine Haltung, gewöhnlich der Hände, die den Energiefluss und Reflexe zum Gehirn verschließt bzw. lenkt. Durch das Beugen, Überkreuzen, Strecken und Berühren von Fingern und Händen können wir mit Körper und Geist "sprechen", da jeder Bereich der Hand einem bestimmten Bereich des Geistes oder Körpers zugeordnet ist.

Mudras können helfen, den Energiefluss durch die *Nadis* ins Gleichgewicht zu bringen, die unsere inneren Organe versorgen. Man kann sie auch ausführen, um bestimmte Bewusstseinszustände zu erreichen. Außerdem helfen sie, negative Gedankenformen zu beseitigen, und sie heben die Stimmung.

Vom kleinen Finger bis zum Daumen stehen die Finger jeweils für Erde, Metall, Feuer, Holz und Wasser. Das gesamte Universum liegt in Ihren zehn Fingern, und obwohl es nur zehn sind, soll die Anzahl der möglichen Mudras unendlich sein. Mudras können zur Meditation und / oder zum Heilen praktiziert werden.

Mudras können verschiedene Bedeutungen haben. Es kann eine bloße Geste sein, eine Haltung der Hände, ein Symbol, Augenhaltungen, Körperhaltungen, sogar Atemtechniken. Im *Hatha*-Yoga, in dem es vor allem um körperliche Übungen, Reinigung und Atmung geht, gibt es 25 Mudras. Im *Kundalini*-Yoga, dessen Ziel es ist, die spirituelle Kraft zu optimieren, werden Hand-Mudras zur Verstärkung eingesetzt.

Das Hauptziel des Yoga ist die Einheit des Menschen mit dem kosmischen Bewusstsein. Der Daumen steht symbolisch für das kosmische, der Zeigefinger für das individuelle Bewusstsein. Der Zeigefinger verkörpert Inspiration, der Daumen Intuition. Wenn die Spitzen beider Finger aufeinandertreffen, ist die Verbindung vollkommen – Intuition und Inspiration bilden eine geschlossene Einheit.

Nach dieser ersten Einführung stellen wir nun ein paar Mudras vor, die von Kareena entwickelt wurden, sie lehrt Yoga und Energie- und Haltungs-Workshops in den USA. Normalerweise sind keine bestimmten Positionen notwendig, in diesem Fall sollten die Mudras aber idealerweise mit aufgerichteter Wirbelsäule und geradem Kopf praktiziert werden. Der Blick ist nach unten auf die Nasenflügel oder auf das Sonnenzentrum zwischen den Augenbrauen gerichtet, um das Dritte Auge zu aktivieren. Außerdem kann es hilfreich sein, wenn die Füße den Boden berühren oder wenn der Praktizierende den halben oder vollständigen Lotussitz einnimmt. Diese Mudras sind ganz einfach auszuführen und können unser Leben für immer verändern, wenn wir sie regelmäßig praktizieren.

## Mudra für Vertrauen

Heben Sie die Hände über den Kopf, und legen Sie die rechte Handfläche über den linken Handrücken (Männer genau umgekehrt). Die Ellbogen sind sanft gebeugt, die Schultern ziehen weg von den Ohren nach unten. Erschaffen Sie gedanklich ein Dreieck über Ihrem *Scheitelchakra*, um sich mit ihm zu verbinden. Atmen Sie mit der kurzen und schnellen Atmung, und konzentrieren Sie sich dabei auf den Bauchnabel, um inneres Vertrauen aufzubauen.

## Mudra für Freude

Beugen Sie die Ellbogen, und öffnen Sie die Arme zur Seite. Halten Sie die Hände auf Schulterhöhe, die Handflächen zeigen nach vorn. Drücken Sie an jeder Hand den kleinen Finger und den Ringfinger in die Handflächen, und schließen Sie fest den Daumen über beide. Strecken Sie an jeder Hand den Mittel- und Zeigefinger geradewegs nach oben zum Himmel wie beim Peace-Zeichen. Atmen Sie langsam ein, und zählen Sie dabei bis acht. Atmen Sie langsam aus, und zählen Sie dabei wieder bis acht. Lächeln Sie, während Sie das Glühen Ihres inneren Lichtes spüren.

## Mudra für neue Energie

Schließen Sie die rechte Hand zur Faust, der Daumen zeigt nach oben. Legen Sie die linke Handfläche um die rechte Faust, auch der linke Daumen zeigt nach oben. Legen Sie beide Daumen aneinander, strecken Sie die Ellbogen und drücken Sie Arme und Hände vom Brustkorb weg. Fühlen Sie, wie die linke Hand sich dem starken Druck der rechten Faust widersetzt. Ziehen Sie die Schultern zurück, um den Widerstand zu vergrößern. Vermeiden Sie es, die Schultern zu krümmen; heben Sie Brust und Brustkorb. Richten

Sie Ihren Blick auf die Daumen, während Sie langsam einatmen und dabei bis acht zählen; dann ausatmen und dabei bis acht zählen. Fühlen Sie, wie die Energie von der unteren Wirbelsäule bis in Ihre Hände strömt und Sie sich wieder neu aufladen.

# Kapitel 6

# Visualisierungen

Wie wirkungsvoll Visualisierungen sind, ist allgemein bekannt. Wenn Sie täglich kraftvoll positiv visualisieren, werden Sie zu außergewöhnlichen Leistungen fähig sein. Ihr persönliches Fenster zur Welt ist geprägt von Ihrer Selbstachtung und Ihrem Selbstvertrauen. Wenn Sie wissen, dass Sie etwas können, DANN KÖNNEN SIE ES. Visualisierungen kommen nicht nur bei Mudras zum Einsatz, auch im Alltag spielen sie eine große Rolle.

Die *Chakren* gelten als Zentren der seelischen Energie. Wenn Sie etwas klar und intensiv visualisieren, können Sie werden, was Sie visualisieren. – Doch ganz so einfach ist das natürlich nicht. Es würden ständig Wunder geschehen, wenn das Visualisieren so simpel wäre. Aber wenn man kontinuierlich und ehrlich übt, kann man gesund und glücklich sein, nur indem man immer wieder Wohlbefinden visualisiert. Das funktioniert natürlich auch, wenn Sie Krankheit visualisieren: Sie fördern in Ihrem Inneren eine Aura der Krankheit und werden dann auch buchstäblich krank. - Einen Teil unseres Lebens verbringen wir alle in unserer Fantasie. Manchmal halten wir uns schon fast bis zur Selbsttäuschung für jemanden, der wir eigentlich gar nicht sind, aber durch unsere ständigen Affirmationen werden wir es dann schließlich doch. So viel zur Macht unseres Geistes. Er ist in der Lage, Materie zu erschaffen.

Kommen wir aber nun zu den spirituelleren Aspekten von Yoga und Mudras. Wenn Sie beispielsweise über das *Wurzelchakra* nachsinnen und es visualisieren, wird Ihr ganzes Wesen zu diesem *Wurzelchakra*. Wenn Sie eins mit dem Raum werden, löst der Körper sich sozusagen auf. Im unendlichen Raum sieht man eine Art "Blitz", auch *Ajna Chakra* (*Stirnchakra*) genannt. Mit gezielten Visualisierungen können sogar chronische Probleme von Geist und Körper geheilt werden, weil beide tief miteinander verbunden sind.

Sie müssen einfach ganz und gar mit dem Visualisierten verschmelzen und auf tiefer zellularer Ebene fest Ihre positive Einstellung bekräftigen. Dann werden Sie von einem Gefühl der Glückseligkeit verzehrt. Dann strahlen Sie Freude aus und sind eins mit Ihrem inneren und äußeren Selbst. Die richtige Verbindung von Körper und Geist bewirkt eine ganzheitliche Heilung.

Neuere Forschungen haben gezeigt, dass Menschen mit Depressionen nach Herzinfarkten eine erhöhte

Sterblichkeit aufweisen, die nicht mit Rauchen oder mangelnder Bewegung zusammenhängt. Vielmehr arbeitet der Teil des Nervensystems, der die Herzfrequenz reguliert, bei depressiven Menschen anders, ihre anormalen Blutplättchen können zu arteriellen Verstopfungen führen.

Jahrhunderte lang wurde die Verbindung von Körper und Geist intensiv erforscht. Zunächst betrachtete man die Zirbeldrüse als Verbindung zwischen Körper und Seele, später dann die Hypophyse. Das neue medizinische Modell sieht Körper und Geist als Teile eines einzigen Systems. Heute sind wir der Überzeugung, dass die Natur in Gehirn und Körper die gleichen Moleküle für die unterschiedlichsten Zwecke verwendet hat. Wenn mit ihrer Produktion im Gehirn etwas schiefläuft, dann zeigt sich das später auch in anderen Körperbereichen.

Neue Technologien können heute die Funktionsweise eines depressiven Gehirns sichtbar machen. Kaum arbeitende Bereiche erscheinen als ausgefranste Löcher. Unter Depressionen und Stress versagen die Körperfunktionen. Das Immunsystem bricht zusammen, und wir werden Opfer unzähliger Krankheiten. Halten Sie inne, werden Sie glücklich, und der Körper lebt wieder auf. So oft werden Menschen krank, obwohl sie laut ärztlicher Diagnose kerngesund sind. Ärzte können sich das nicht erklären. Mit der Zeit kommen die Gefühle dann wieder in Ordnung, und dem Menschen geht es unerklärlicherweise wieder gut. Tiere bringen diese Verbindung von Körper und Geist übrigens ganz unverfälscht zum Ausdruck.

Die Mudra-Expertin Gertrud Hirschi beschreibt die Visualisierung für die *Lotus-Mudra*: "Stellen Sie sich in Ihrem Herzen die Knospe einer Lotosblume (oder einer Seerose) vor. Bei jeder Einatmung öffnet sich die Blume etwas mehr – bis sie schließlich ganz offen ist und das das volle Sonnenlicht in sich aufnehmen kann. Von Licht, Leichtigkeit, Wärme, Liebe, von Lust und Freude lässt sie sich erfüllen." Dazu die Affirmation: "Ich öffne mich der Natur; ich öffne mich dem Guten, das in jedem Menschen wohnt; und ich öffne mich dem Göttlichen, um reich beschenkt zu werden."[1)]

Um sich mit Energie aufzuladen, empfiehlt Gertrud Hirschi beim *Shiva Linga* folgende Visualisierung: "Stellen Sie sich vor, Ihre linke Hand sei ein Mörser und die rechte der Stampfer. Während der ersten Atemzüge lassen Sie gedanklich das, was Sie krank macht, wie dunklen Kies in Ihre linke Hand fallen, und mit der rechten Handkante zermalmen Sie alles zu feinstem Sand, den Sie dann von der Hand blasen. Danach bleiben Sie noch eine Weile sitzen und lassen durch die rechte Daumenspitze heilende Energie in Ihre Handschale bzw. Ihr Kraftreservoir strömen. Sprechen Sie dabei mehrmals voller Inbrunst die folgende Bejahung: Heilendes Licht durchstrahlt jede Zelle meines Körpers, löst auf, was gelöst werden soll, und baut auf, was wieder aufgebaut werden muss. Danke!"[2)]

Wenn man die *Gelenk-Mudra* für mehr Flexibilität übt, ist laut Gertrud Hirschi Folgendes zu beachten: "Visualisieren Sie Bilder, bei denen Sie Ihre Beweglichkeit voll auskosten: Sie bewegen leicht und frei Beine und Arme, Füße und Hände, Hals und Nacken. Sie sehen sich als TänzerIn, SportlerIn oder ArtistIn und fühlen, wie Ihre Energien fließen und sich Ihre Stimmung hebt." Als Affirmation schlägt sie vor: "Ich genieße meine Beweglichkeit, die meine Seele erhebt und meinen Geist anregt."[3)]

Auf diese Weise wird jede Mudra von intensiven Visualisierungen und Affirmationen begleitet. Die Visualisierungen und Affirmationen sind ganz auf die jeweilige Mudra abgestimmt. Aber alle sind positiv, erhebend und Energie spendend und führen Sie in neue Bereiche der Selbstfindung und des Wachstums. Es geht darum, daran zu glauben, was Sie die ganze Zeit über für unmöglich gehalten haben. Das gilt auch für alle anderen Bereich in Ihrem Leben. Der Glaube versetzt Berge. Machen Sie sich eine Gewinnermentalität zu eigen. Glauben Sie, dass Sie am Ende der Beste sein werden, und Sie werden es sein. Wenn Sie sich hingegen auf Ihre Schwächen und Ihr Scheitern konzentrieren, dann werden Sie auch versagen. Warum also nicht heilende Mudras praktizieren, Wohlbefinden visualisieren, es bestärken und am Ende gesund und glücklich sein?

Visualisierungen wendet man auch in ganz anderen Bereichen an. Sie sind ein wichtiges Hilfsmittel, um sich zum Beispiel von Operationen zu erholen. Erfolgsmenschen schwören darauf, ganz besonders Sportler, wenn sie in der Anfangsphase erst "anlaufen" und sich dann im Hochleistungsbereich zu übermenschlicher Anstrengung motivieren. Die Einsamkeit des Marathonläufers ist in diesem Zusammenhang beispielsweise legendär, eine Einsamkeit, in der er nur in seinem Traum lebt. Alle Sportarten haben eines gemeinsam: Je gefährlicher es wird, desto größer wird die Rolle des Mentalen. Und mit der Indoktrination des Krieges verwandelt sich selbst ein einfacher Ziegenhirte in eine Kampfmaschine. So viel zur mentalen Einstellung!!

Im *Hatha Yoga Pradipika* und *Gerandha Samhita* finden sich im Übrigen hilfreiche Visualisierungstechniken für die *Chakra*-Meditation.

## Kapitel 7

# MUDRAS PRAKTIZIEREN

Viele Mudras assoziiert man meist nur mit den Händen. Einige Mudras haben sich im indischen Tanz oder als Symbole gehalten – die berühmteste ist die *Chit-Mudra*, was *Weisheit des höchsten Bewusstseins* bedeutet. Für den Yogi hat das Wort *Mudra* jedoch die Bedeutung eines Siegels, das verschließt und schützt.

Mudras im Yoga sollen die *Kundalini*-Energie wecken. Man kann sie entweder vor oder nach anderen Yoga-Übungen wie *Pranayama* oder *Asanas* (Atemübungen oder Körperübungen, Anm. d. Übers.) praktizieren. Mudras kann man ganz problemlos ausführen.

Die *Maha-Mudra* ist dabei besonders einfach. Man verwendet sie, um den Energiekanal *Sushumna* besser visualisieren zu können. Setzen Sie sich dazu einfach auf die Erde, und legen Sie die linke Ferse an den Damm, ohne darauf zu sitzen. Das rechte Bein liegt gestreckt im rechten Winkel zum Körper. Fassen Sie mit beiden Händen den rechten Fuß, aber berühren Sie ihn nicht einfach nur, sondern halten Sie ihn richtig fest. Richten Sie Ihre Aufmerksamkeit auf die Augenbrauenmitte, Ihr Drittes Auge.

Blicken Sie nun weiter ins Innere, und visualisieren Sie klar und deutlich das *Sushumna-Nadi* als strahlende Hülse, die senkrecht von oben nach unten durch Ihre Körpermitte verläuft. Atmen Sie ein. Führen Sie das *Jalandhara-Bandha* aus (Kinn fallen lassen und fest auf den Brustkorb drücken), halten Sie den Atem an und visualisieren Sie dabei weiter das *Sushumna-Nadi*. Die Visualisierung ist nur auf den Kanal gerichtet, nicht auf die einzelnen *Chakren*. Da die Ferse am Damm liegt und Ihre Aufmerksamkeit auf das Dritte Auge gerichtet ist, werden Sie sich sofort bewusst, wo *Sushumna* beginnt und wo es endet.

Nachdem Sie den Atem für Ihr Empfinden lange genug angehalten haben, heben Sie das Kinn, und atmen Sie langsam aus. Dies war der erste Teil der Übung. Wiederholen Sie nun die Übung, aber strecken Sie jetzt das linke Bein geradeaus, und legen Sie den rechten Fuß an den Damm. Dies ist der zweite Teil einer vollständigen Runde der *Maha-Mudra*. Wenn nötig können Sie auch mehrere vollständige Runden des *Maha-Mudras* ausführen. Eventuell müssen Sie deutlich *Sushumna* visualisieren.

Führen Sie nach der *Maha-Mudra* ein *Maha-Bandha* aus. Legen Sie dazu die linke Ferse an den Damm und den rechten Fuß auf den linken Oberschenkel. Atmen Sie ein, führen Sie den Kinnverschluss (*Jalandhara-Bandha*, s. o.) aus und legen Sie die Handflächen auf die Erde. Als Teil der *Maha-Bandha* sollten Sie auch das *Mula-Bandha* ausführen, indem Sie die Muskeln um den Anus herum zusammenziehen, um ihn zu schließen, und gleichzeitig so die Muskeln kontrahieren, dass der Verdauungstrakt nach oben gezogen wird. Dieses *Mula-Bandha* muss ganz fest gehalten werden, während Sie das *Maha-Bandha* fortführen. Die Aufmerksamkeit liegt auf dem Dritten Auge. Und wie bei der *Maha-Mudra* visualisieren Sie auch hier *Sushumna*. Wie zuvor heben Sie das Kinn und atmen langsam aus.

Zum Schluss führen Sie - immer noch unter Einhaltung des *Maha-Bandhas* - das *Maha-Vedha* aus. Atmen Sie tief ein, halten Sie den Atem an, lassen Sie das Kinn wieder in das *Jalandhara-Bandha* fallen und drücken Sie dann mit beiden Handflächen Ihr Gesäß vom Boden hoch. Lassen Sie Ihr Gesäß dann sanft wieder fallen. *Maha-Mudra*, *Maha-Bandha* und *Maha-Vedha* sind drei Teile einer Übung und werden zusammen praktiziert. Alle drei haben Auswirkungen auf den Damm. Sie helfen, empfindsamer für den Anfangspunkt von *Sushumna* zu werden, wobei die Augenbrauenmitte der Endpunkt von *Sushumna* ist. Die Konzentration sollte sich frei durch das ganze *Sushumna*-Feld bewegen, da *Sushumna* nicht einfach aus einem oberen, mittleren und unteren Teil besteht, sondern ein Feld ist, ein einziges *Sushumna*! Diese Meditation ist deshalb wie jede Meditation nicht auf einen bestimmten Punkt fixiert. Auch in der Meditation ist *Chitta* oder der Geist nicht auf einen Punkt gerichtet, sondern es findet Bewegung statt! Die Bewegung kann so begrenzt sein, dass nur über *Sushumna* meditiert wird, aber für die Bewegung des Bewusstseins in diesem Feld gibt es keine Begrenzung. Das einzig Begrenzte ist der Aufmerksamkeitsbereich.

Sehr beliebt ist auch die *Kechari-Mudra*, die die Konzentration fördern soll. Dabei wird die Zunge so zurückgerollt, dass sie die hinteren Nasenhöhlen berührt. Das ist nicht immer ganz einfach. Andere Yoga-Texte wie das *Gerandha Samhita* schlagen die *Nabho-Mudra* vor, bei der man die Zunge nach hinten zum Gaumen so weit wie möglich in Richtung Gaumenzäpfchen rollt. Man geht davon aus, dass geistige Unruhe aufhört, wenn die Zungenspitze nach oben und zurück gewandt wird. Die *Nabho-Mudra* gilt als Ersatz für die *Kechari-Mudra*.

Die *Yoni-Mudra* ist hervorragend zur *Chakra*-Meditation geeignet, da sie jede Ablenkung vollständig abblockt oder abriegelt. Ihren Namen *Yoni* ("Uterus") hat sie, weil der Praktizierende wie das Baby im Uterus keinen Kontakt zur Außenwelt hat und deshalb keine Verlagerung des Bewusstseins nach außen stattfindet. Als körperliche Haltung wird dazu *Siddhasana* (Vollkommener Sitz, Anm. d. Übers.) empfohlen, weil er als beste Haltung zur Versiegelung der unteren Öffnungen gilt. Ist *Siddhasana* nicht möglich, versuchen Sie es mit *Padmasana* (Lotussitz, Anm. d. Übers.).

Der Yogi versiegelt dann alle oberen Öffnungen. Verschließen Sie zunächst die Ohrlöcher mit den Daumen. Halten Sie den Rücken gerade. Schließen Sie dann die Augen, und legen Sie die Spitzen der Zeigefinger darauf. Wenn der Druck der Finger auf die Augäpfel für Sie unangenehm ist, versuchen Sie, das Lid mit den Zeigefingern herunterzuziehen, so dass die Finger nur auf den Bereich direkt unter den Augen (an den Wangenknochen) Druck ausüben. Drücken Sie die Mittelfinger in die Nasenlöcher. Die Ringfinger liegen auf der Oberlippe, die kleinen Finger unter der Unterlippe. Die Ellbogen sollten nach außen zeigen: der rechte in einem 90°-Winkel zu Ihrer rechten Seite, der linke in einem 90°-Winkel zu Ihrer linken Seite. Halten Sie sie die ganze Zeit in dieser Position, d. h. lassen Sie sie nicht fallen. Wenn nötig dürfen Sie sie auf etwas abstützen.

Viele, die ernsthaft Yoga praktizieren, verwenden einen t-förmigen Stab namens *Yoga-Danda*, der die Ellbogen an Ort und Stelle hält. Durch Druckausübung auf die Achselhöhle soll das *Yoga-Danda* auch den Energiefluss in den *Nadis* verändern. Das ist zum Beispiel wünschenswert, wenn der Energiefluss, der bei einem gesunden Menschen seinem eigenen natürlichen Wechselrhythmus folgt, durch Störungen im Geist-Körper-Komplex in irgendeiner Weise eingeschränkt wurde. In einem solchen Fall wäre die normale Energieregulierung von einer Körperseite zur anderen sehr schwerfällig, und der Energiefluss auf einer Seite würde länger als gewöhnlich dominieren. Um dem zu begegnen, wird der *Yoga-Danda* auf der Seite unter die Achsel gesetzt, in der der Energiefluss dominiert. Wenn der Energiefluss auf der linken (*ida*) Körperseite dominiert, setzt der Yogi den *Yoga-Danda* unter die linke Achsel, und der Energiefluss beginnt sich zu verändern und fängt schließlich an, im *Pingala-Nadi* auf der rechten Körperseite zu fließen.

Bei der Atemtechnik für die *Yoni-Mudra* gibt es zwei Varianten. Die erste besteht ganz einfach darin, die Nasenlöcher nicht mehr mit den Mittelfingern zu versperren, wenn man ein- und ausatmen möchte. In der zweiten Variante werden die Nasenflügel fest verschlossen gehalten. Auch Ringfinger und kleine Finger bleiben an Ort und Stelle, aber die Lippen öffnen sich, als würden Sie einen Schmollmund machen oder pfeifen wollen. Im *Gerandha Samhita* wird das Atmen durch den Mund empfohlen und heißt dann *Kaki-Mudra*. Einige Lehrer wie Swami Sivananda empfehlen, durch die Nase zu atmen. Der Praktizierende sollte die für ihn am besten geeignete Methode wählen.

Für die *Yoni-Mudra* ist kein Verhältnis für Einatmung und Ausatmung vorgeschrieben. Machen Sie sich keine Gedanken darüber, wie lange Sie ein- und ausatmen. Wie bei den meisten Yoga-Praktiken ist hier die Atemfülle (Anhalten des Atems) wichtig. Halten Sie den Atem an, so lange Sie möchten. Und während Sie den Atem anhalten, konzentrieren Sie sich und visualisieren jedes *Chakra* einzeln, zum Beispiel eine Zeit lang das vierblättrige *Chakra* mit dem gelben Viereck an der Stelle, wo der Körper den Boden berührt. Sie visualisieren die beiden Gottheiten oder etwas anderes aus den Beschreibungen, die Ihnen gegeben wurden, wiederholen Ihr Mantra usw., bis sie eins mit dem *Wurzelchakra* sind und darin versinken. Dann wandert das Bewusstsein hoch zum nächsten *Chakra*.

In der *Chakra*-Meditation nehmen Yogis verschiedene "Töne" wahr. Im *Gerandha Samhita* sind die sieben wichtigsten Yoga-Übungen aufgeführt, mit denen die Schüler "innere Töne" wahrnehmen können. Mudras sind eine dieser sieben Übungen, die

Yogis ausführen, um das Hören dieser inneren Töne zu unterstützen.

Bei der *Yoni-Mudra* visualisieren Yogis nicht nur jedes einzelne *Chakra*, sondern sie lauschen auch aufmerksam den inneren Tönen, die auch allgemein als "mystische Töne" bezeichnet werden. Den Yoga-Texten zufolge hören Sie diese Töne als Rechtshänder im rechten Ohr und als Linkshänder im linken Ohr.

Eine weitere Übung, die Yoga-Texte zur Wahrnehmung der inneren Töne empfehlen, ist die *Sambhavi-Mudra*. Wie auch die *Yoni-Mudra* ist sie eher eine spirituelle denn eine körperliche Übung. Laut den Yoga-Texten sollten Sie dafür in *Siddhasana* (Vollkommener Sitz, Anm. d. Übers.) sitzen und Ihre Ohren mit den Daumen verschließen (wie in der *Yoni-Mudra*). Obwohl die Augen bei der *Sambhavi-Mudra* geöffnet bleiben, soll der Praktizierende "sehen, ohne etwas sehen zu wollen". Die Augen bleiben geöffnet, doch die Aufmerksamkeit ist nach innen gerichtet. Diese Übung ist insofern ein "Siegel", als das Bewusstsein daran gehindert wird, sich nach außen zu wenden, was wiederum verhindert, dass Objekte aus dem Inneren auftauchen. Wenn keinerlei Hinwendung nach außen mehr vorhanden ist, erfährt man große innere Freude. Aus diesem Grund nennen einige Yogis, darunter auch die Tibetaner, Mudras die "Quelle der Freude".

Da diese Mudras speziell in der *Chakra*-Meditation angewandt werden sollen, wird empfohlen, sie nicht mit anderen Meditationsarten zu verbinden, da sie sonst nicht so gut wirken. Für den engagierten Schüler oder Praktizierenden gibt es viele reinigende Übungen, viele *Pranayama*-Übungen, viele *Asanas* und viele Mudras, die alle vielfältige Gelegenheiten zur Meditation und Selbsterfahrung bieten.

Natürlich haben wir hier nur an der Oberfläche gekratzt, wenn man bedenkt, wie schwierig es ist, ein Thema in bloße Worte zu fassen, das so überaus alt, unerschöpflich und tiefgründig ist. Die großen Meister verbrachten ihr ganzes Leben damit, Mudras zu erforschen, und mit jedem weiteren Tag kommt etwas mehr zu dem enormen Wissen auf diesem Gebiet hinzu. Stellen Sie sich bloß vor: Eine anscheinend harmlose Geste mit den Fingern, ein kleines Gebet, ein bisschen Visualisierung, und schon sind Sie auf dem Weg zu einem neuen Bewusstsein. Je mehr man in das Thema eintaucht, desto weniger weiß man. Und alles darüber zu lernen wird genauso viel Zeit in Anspruch nehmen, wie die Schöpfung brauchte, um sich in all ihrer Pracht zu manifestieren.

Kapitel 8

# Wünschenswerte Begleitung: Musik und Farben

Eine zuträgliche Atmosphäre ist immer sehr hilfreich, wenn man etwas Wichtiges und Bedeutungsvolles tun möchte. Die richtige Umgebung, gute Musik, Speisen, Farben, Düfte und vieles mehr schenken dem Suchenden wertvolle Momente. Diese können unendlich sein und öffnen dem aufrichtig Glaubenden ein Fenster zu großer Freude und Glück. Eine unerklärliche Ekstase erfasst ihn bis in die kleinste Zelle.

Mit beruhigender Musik lässt sich viel erreichen. Sogar in Krankenhäusern wird heutzutage schon bei Operationen Musik gespielt. Ihre therapeutische Wirkung sogar auf Pflanzen und Tiere ist gut dokumentiert, und wenn Mudras von Musik begleitet werden, gelangt man in einen Zustand tiefer Entspannung.

Die Wahl der Musik bleibt natürlich Geschmackssache, aber klassische Musik, Solokonzerte, Instrumentalmusik und leichte Klänge tragen nachweislich am besten dazu bei, in die richtige Stimmung zu gelangen und uns bereit für die spirituelle Reise zu machen. Sanfte Musik begünstigt eine sanfte Gemütsverfassung, während harte, laute Musik Aggressionen Vorschub leisten kann.

Neben Musik spielen auch Farben eine wichtige Rolle. Es gibt keine Daumenregel, und es gibt auch keine "guten" oder "schlechten" Farben. Der Einsatz von Farben ist subjektiv und hängt vom persönlichen Geschmack, von Stimmungen, Symbolik, unserem Selbstbild, unserer persönlichen Entwicklung und von vielen anderen Faktoren ab.

In der Farbforschung kam man zu interessanten Erkenntnissen darüber, wie Farben uns beeinflussen. Rot soll den Kreislauf verbessern, Orange hellt die Stimmung auf, Gelb regt die Verdauung an, Violett ist die Farbe der Transformation, Braun ist stabil, Schwarz schützt, Grün regeneriert, Blau ist beruhigend und Weiß enthält alle Farben und steht für Reinheit.

Unterschätzen Sie also niemals die Macht von Musik und Farben. Für jede Art von Weiterentwicklung und Wachstum ist die richtige Atmosphäre unabdingbar. In modernen Großstädten feiern Yoga, Meditation und andere Selbstheilungstechniken ihr modisches Comeback. Gestresste Manager haben erkannt, dass

Geld und das ganze dafür notwendige Brimborium weder gescheit noch gesund halten. Und so gibt es inzwischen Retreats, Konklaven, Resorts, Kommunen, aber auch kleine Winkel in beengten Häusern, in denen Suchende kleine Rückzugsmöglichkeiten finden.

Alternative Therapien, Selbstheilung, unterschiedlichste Erkenntnisse und Einsichten überschlagen sich heutzutage, da die menschliche Erfahrung nicht nur immer umfangreicher wird, sondern auch in eine winzige Zeitkapsel gepresst wurde. Jede Generation häuft immer schneller Wissen an, und immer früher sind Burnouts die Folge. So sind mit aller Macht alle möglichen Formen der Heilkunst aus der Vergangenheit wieder ans Licht gezerrt worden, und der moderne Mensch im Fischezeitalter landet bald schneller im *Nirvana* als sein Kaffee schwarz wird.

kapitel 5

# Die Bedeutung von "Namaste"

Die *Namaste*-Geste ist absolut indisch und deshalb uralt. Sie ist ein fester Bestandteil der indischen Kultur; ihre ganze Essenz ist darin eingekapselt, wie beide Handflächen als Gruß vor der Brust aufrecht zusammengehalten werden. Man macht sie immer und überall, sie hängt nicht von bestimmten Anlässen ab und ist durch und durch indisch. In dieser einfachen Geste liegt die Zeitlosigkeit Indiens, der Mutterkultur der Welt. Wenn irgendeine Geste repräsentativ für die Marke "Indien" wäre, dann zweifellos dieses einfache, bescheidene und überwältigend bedeutungsvolle *Namaste*. Es gehört zu Indiens größten Exportartikeln.

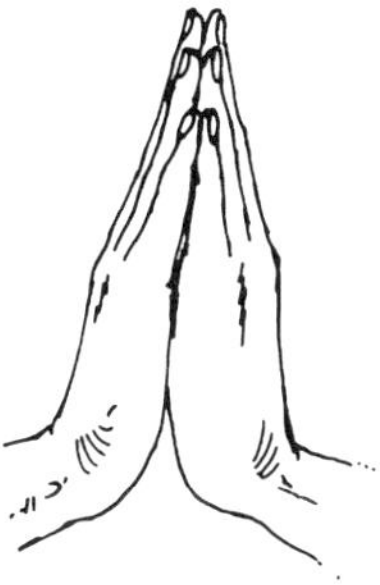

*Atmanjali-Mudra*

*Namaste* steht für die Überzeugung, dass es in jedem von uns einen winzigen Funken gibt, der im *Herzchakra* wohnt. Die Geste ist eine Anerkennung von Seele zu Seele. Wörtlich übersetzt bedeutet *"Nama" verbeugen*, *"as"* bedeutet *ich* und *"te"* bedeutet *du*. *Namaste* bedeutet also "Verbeugung ich du" oder "Ich verbeuge mich vor dir".

Um *Namaste* auszuführen, legen wir die Hände vor dem *Herzchakra* zusammen, schließen die Augen und beugen den Kopf. Man kann auch die Hände vor dem Dritten Auge zusammenlegen, den Kopf beugen und dann die Hände zum Herzen führen. Dies ist eine besonders tiefe Form der Respektbezeugung.

Lehrer oder Schüler können mit *Namaste* energetisch an einem Ort der Verbindung und Zeitlosigkeit zusammenkommen, frei von den Fesseln der Ego-Verbindung. In einer Yoga-Klasse sollte *Namaste* idealerweise zu Beginn und Ende ausgeführt werden. *Namaste* braucht aber keinen bestimmten Anlass. Es kann überall, zu jeder Zeit und an jedem Ort ausgeführt werden, ohne ein Ritual oder Vorbedingungen. Es ist eine instinktive, unvoreingenommene Danksagung an die Schöpfung.

## Anjali-Mudra

*Anjali* bedeutet "anbieten", und die *Anjali-Mudra* wird oft vom Wort *Namaste* begleitet. Diese Geste findet sich im Yoga auch in bestimmten *Asanas* - im *Tadasana* (Berghaltung), vor dem *Sonnengruß* oder in Gleichgewichtshaltungen wie *Vrksasana* (Baumhaltung). Diese heilige Handhaltung findet man in ganz Asien.

Sich vor jemand anderem zu verbeugen und dabei die Hände zusammenzubringen wird manchmal fälschlicherweise als Zeichen der Unterwerfung gedeutet. Vielen so genannten "modernen" Männern und Frauen ist *Namaste* unangenehm. Mit dem Zerfall der Traditionen im städtischen Indien und dem ständigen Bombardement mit westlichen Einflüssen ist *Namaste* nicht mehr "hip" und "cool". Es ist nicht mehr trendy, sondern altmodisch. Das ist aber nur so, weil diese Generation die Schönheit dieser Geste nicht versteht, die uns direkt in die Mitte unseres Wesens führt. Als weltgewandte Willkommensgeste steht mittlerweile das Handschütteln an erster Stelle, das leider so gar keine Bedeutung hat, wenn man es mit der tiefgründigen kulturellen Tradition von *Namaste* vergleicht.

Die *Anjali-Mudra* ist eine von Tausenden von Mudras, die in hinduistischen Ritualen, im indischen klassischen Tanz und im Yoga verwendet werden. Als vollendete indische Begrüßung, wie ein heiliges Hallo, wird *Namaste* oft mit "Die Göttlichkeit in mir verbeugt sich vor der Göttlichkeit in dir" übersetzt. Dieser Gruß beinhaltet die Essenz des Yoga: das Göttliche in der ganzen Schöpfung zu sehen. Daher macht man diese Geste auch vor Tempelgottheiten, Lehrern, Verwandten, Freunden, Fremden und heiligen Flüssen und Bäumen.

Wenn Sie die Hände vor Ihrer Mitte zusammenbringen, verbinden Sie buchstäblich die rechte und die linke Gehirnhälfte miteinander. Es ist der yogische Prozess der Vereinigung, der Verbindung unserer aktiven und unserer empfangenden Natur. In der yogischen Betrachtungsweise des Körpers visualisiert man das energetische oder spirituelle Herz als Lotusblume in der Mitte des Brustkorbs. Die *Anjali-Mudra* nährt dieses Lotusherz mit Bewusstheit und ermutigt es sanft, sich zu öffnen, wie Wasser und Licht eine Blume zum Erblühen bringen.

Beginnen Sie die Mudra, indem Sie sich in eine bequeme Sitzhaltung wie *Sukhasana* (Schneidersitz) begeben. Strecken Sie aus dem Becken heraus die Wirbelsäule, und verlängern Sie den Nacken, indem Sie das Kinn leicht zurückziehen. Führen Sie die Hände jetzt mit offenen Handflächen in der Mitte des Brustkorbs zusammen, als ob Sie all Ihre Ressourcen in Ihrem Herzen sammeln wollten.

Wiederholen Sie mehrmals diese Bewegung, und nutzen Sie dabei Ihre eigenen Metaphern für die Zusammenführung Ihrer rechten und linken Seite - Männlichkeit und Weiblichkeit, Logik und Intuition, Stärke und Zartheit - zu einem Ganzen.

Um nun zu erkennen, wie machtvoll das Zusammenbringen Ihrer Hände vor Ihrem Herzen sein kann, versuchen Sie, Ihre Hände links oder rechts von Ihrer Mittelachse zu verschieben und dort einen Moment lang innezuhalten. Fühlen Sie sich leicht aus dem Gleichgewicht gebracht, als hätte sich der Schwerpunkt verlagert? Kommen Sie nun zur Mitte zurück, und nehmen Sie wahr, wie befriedigend die Mittelachse ist, wie ein Magnet, der Sie in Ihr Innerstes hineinzieht. Berühren Sie mit den Daumen sanft das Brustbein (die Knochenplatte in der Mitte des Brustkorbs), als klingelten Sie an der Tür zu Ihrem Herzen. Ziehen Sie die Schulterblätter auseinander, um den Brustkorb von innen heraus zu öffnen. Fühlen Sie eine Lücke unter den Achseln, während Sie die Ellbogen in eine Linie mit den Handgelenken bringen. Verharren Sie so eine Zeit lang, und nehmen Sie Ihre Empfindungen wahr. Es kann sein, dass sich Ihre Stimmung und Ihr Bewusstsein verändern.

Dann stellen Sie sich vor, dass Sie mit Ihren Yoga-Übungen beginnen - oder mit einer anderen Tätigkeit, bei der Sie zentriert und sich darüber bewusst sein möchten, wie Ihr innerer Zustand Ihre Erfahrung beeinflussen wird. Nehmen Sie nochmals die *Anjali-Mudra* ein, doch halten Sie diesmal die Handflächen leicht auseinander, als wollten Sie eine Schale formen, so dass die Hände einer Lotusknospe ähneln. Je nach Ihrer spirituellen Orientierung können Sie metaphorisch ein Gebet, eine Affirmation oder eine Eigenschaft wie "Frieden", "Klarheit" oder "Lebensfreude" in Ihr *Anjali-Mudra* mit einschließen. Ziehen Sie das Kinn in Richtung Brustkorb, und lassen Sie im Vorfeld zu Ihren Übungen eine bescheidene und ehrfurchtsvolle Einstellung in sich aufkommen, als ob Sie darauf warteten, mit guten Dingen gesegnet zu werden. Es ist wichtig, dass dieses *Anjali* oder Anbieten wirklich aus Ihrem Inneren kommt, da es so am wirkungsvollsten und belebendsten ist. Bringen Sie in dieser Geste Ihren Geist (Bewusstsein), Ihr Gefühl (Herz) und Ihre Handlungen (Körper) auf eine Linie. Wenn Sie das Gefühl haben, dass Ihre Geste vollständig ist, ziehen Sie die Fingerspitzen zur Mitte der Stirn, dem *Ajna-Chakra*, halten Sie dort inne und fühlen Sie die beruhigende Wirkung der Berührung. Bringen Sie dann Ihre Hände zurück zur Mitte, um Ihre Absicht in Ihrem Herzen zu verankern.

Beginnen Sie nun, was immer Sie auch erledigen müssen. Sie werden voller Freude sein, mit sich selbst verbunden und ganz in der Gegenwart. Der Moment wird voller Frieden und Bedeutsamkeit sein. Nehmen Sie wahr, wie viel einfacher es ist, in Ihrem Tun präsent und freudig zu sein. Die *Anjali-Mudra* kann auch beim Sonnengruß und in vielen anderen *Asanas* als Mittel eingesetzt werden, um zu Ihrer Mitte zurückzukehren und dort zu bleiben. Wenn Ihre Hände in *Virabhadrasana* I (Heldenhaltung I) oder in der Baumhaltung über Ihrem Kopf zusammenkommen, ist auch dies noch die *Anjali-Mudra*. Wenn Sie ganz bewusst diese Aufwärtsbewegung Ihrer Hände durch ein unsichtbares Energieband mit Ihrem Herzen verbinden, wird das Ihre Haltung und Ihre innere Einstellung unterstützen. Die *Anjali-Mudra* kann jederzeit zu Beginn und Ende jeder Aufgabe ausgeführt werden, die Ihnen wichtig ist.

Im Alltag kann diese andächtige Geste als Brücke zwischen innerer und äußerer Erfahrung eingesetzt werden, als Segnung vor einer Mahlzeit, als Aufrichtigkeitsbezeugung in einer Beziehung oder als "Feuerlöscher" bei Stress, wenn man sich bedrängt oder gehetzt fühlt. Die *Anjali-Mudra* ist ein uraltes Mittel, das Menschen hilft, sich an das Geschenk des Lebens zu erinnern und es weise zu nutzen. Diese Mudra scheint ganz alt zu sein, fast so alt wie der Anbeginn der Zeiten. Sie ist reich an Geschmack, Bedeutung und Substanz. In einem Moment der Einfachheit trägt uns die *Anjali-Mudra* hinein in die Ewigkeit.

## Kapitel 10

# Mudras in der Kampfkunst

Wie andere Formen des Yoga sind Mudras auch in der Kampfkunst weit verbreitet. Denn alles, was unser Potenzial fördert, was Körper und Geist festigt, lässt sich auf jedem Weg der Selbstentwicklung anwenden, ungeachtet dessen, woher es ursprünglich stammt, und ganz ohne Vorurteile. In zuverlässigen Quellen heißt es, Mudras hätten ihren Ursprung im esoterischen Buddhismus, speziell in den Sekten *Tendai* und *Shingon*. In alten Zeiten ging man in der Kampfkunst davon aus, dass Mudras spirituelle Konzentration und Kraft herbeiführen, was den Schülern enorm in ihrer Ausbildung half. Heute allerdings, angesichts moderner Konzepte und neuer Trainingsmethoden, sind Mudras in der Kampfkunst nicht mehr besonders "in". Wie so einige alte Traditionen wurden auch sie in die Geschichtsbücher verbannt. Deshalb sind Mudras, *Mantren* (Gesang oder Worte der Macht) und *Mandalas* (Inschriften, Malereien oder Rollen, die spirituelle Energie erschaffen können), einst fester Bestandteil im Stundenplan eines Kampfkunstschülers, heute bestenfalls etwas, an das man sich noch erinnern kann. Wenn der Lehrer allerdings ein Purist ist, wird der Einfluss der Mudras in seinem Training auch heute noch zum Ausdruck kommen.

Mudras geben den *Katas* (Übungsformen in der Kampfkunst, die aus stilisierten Kämpfen bestehen, Anm. d. Übers.) eine eindeutige Richtung. Seltsame Bewegungen mitten in einem *Kata* lassen sich manchmal mit Mudras erklären, was jedoch nicht bedeutet, dass sie in einer bestimmten Kampftechnik notwendig wären. Es gibt magische und geheimnisvolle Erklärungen für Mudras in der Kampfkunst, die selbst für den Kämpfer schwer verständlich sein können. Nehmen Sie die einfache Geste, das Schwert in die Scheide zurückzustecken. Selbst hier findet ein subtiles Spiel der Finger statt. Dabei wird kein bestimmter Stil zur Schau gestellt, sondern die Finger formen insgeheim eine Mudra, um den Kampf zu beenden, böse Geister abzuwehren und für die Toten zu beten.

Mudras wurden in der Kampfkunst oft in Kombination mit verschiedenen Ritualen und Gesängen eingesetzt. Verbreitet war die Mudra der "Messerhand" oder *Shuto*. Dabei werden Zeige- und Mittelfinger gestreckt und der Daumen und die restlichen Finger gebeugt. Bei näherer Betrachtung kann man diese Bewegung geschickt versteckt in den Schriftstücken alter Kampfkunstschulen oder an Statuen buddhistischer göttlicher Wesen wiederfinden. Die Mudra steht für das Schwert der Erleuchtung, das alle Täuschungen abschneidet. Manchmal werden die Spitzen der gestreckten Finger von der Faust der anderen Hand ergriffen. Auch dies hat eine symbolische Bedeutung.

Eine weitere häufige Mudra ist die *Kuji No in* oder die neun Handzeichen, die zusammen mit neun Wörtern der Macht eingesetzt werden, um dem Verwender spirituelle Kraft zu verleihen. Beide Hände führen hintereinander neun Gesten aus, während neun aus dem Sanskrit abgeleitete Wörter gesprochen werden.

Wenn Sie nicht gerade einen Priester des *Mikkyo*-Buddhismus oder einen *Koryu*-Kämpfer Mudras ausführen sehen, dann können Sie womöglich Mudras in einem zweitklassigen japanischen *Ninja*-Film oder Ähnlichem entdecken, denn *Ninjas* waren in den Augen der gewöhnlichen Leute wie Zauberer. Selbst in der modernen Historie gibt es Geschichten über Adepten, die so schreien *(kiai)* konnten, dass sie damit fliegende Vögel herabstürzen ließen. Ein mystischer *Kiaijutsu*-Meister konnte dann mit einem zweiten Schrei die Vögel wieder aus ihrer Benommenheit holen. *Tai Chi Chuan*-Meister, so sagt man, konnten und können wahrscheinlich immer noch mit ihrer spirituellen *Chi*-Energie Angreifer abwehren. Wie diese fantastischen Kräfte sind auch Mudras Bestandteil der esoterischen Seite vieler Kampfkunstarten.

## Die Ursprünge

Der Ursprung der Mudras ist noch immer geheimnisumwoben. Es gibt sie überall auf der Welt, und es gibt sie seit vielen Zeitaltern. Mudras finden sich im Alltag, in Religion, Tanz, Kunst und sogar im Tantra. Mudras sind in der hinduistischen und buddhistischen Ikonographie überaus wichtig. Ihre Bedeutung ist sowohl exoterisch als auch esoterisch. Zudem sind sie ein wertvolles Hilfsmittel, um Buddhas, Bodhisattvas und Gottheiten richtig zuzuordnen.

Nachfolgend einige der gebräuchlichsten Mudras:

- *Abhaya-Mudra:* Mudra der Segnung oder des Schutzes. Die rechte Hand wird auf Schulterhöhe gehalten und zeigt mit nach außen gerichteter Handfläche nach oben.
- *Anjali-Mudra:* Mudra der Begrüßung, Geste des Respekts und natürlich des Gebets. Die Handflächen liegen auf der Höhe des Herzens aneinander, die Fingerspitzen zeigen nach oben.
- *Vitarka-Mudra:* Mudra der Unterweisung. Auf der Höhe des Brustkorbs zeigt die rechte Hand nach außen. Daumen und Zeigefinger bilden einen Kreis. Die linke Hand zeigt nach unten

und ist nach außen gerichtet oder liegt mit der Handfläche nach oben im Schoß.

- *Varada-Mudra:* Mudra des Gebens oder der Freigebigkeit. Die rechte Hand zeigt nach unten, die Handfläche ist nach außen gerichtet.
- *Dharmachakra-Mudra:* Mudra des Rades des *Dharma* (Mudra des Lehrens). Die Hände werden auf der Höhe des Herzens gehalten, Daumen und Zeigefinger jeder Hand bilden zwei Kreise, die sich berühren. Die linke Hand ist nach innen gerichtet, die rechte Hand nach außen.
- *Bhumisparsha-Mudra:* Mudra der Erdberührung (auch "die Erde als Zeuge" genannt). Die linke Hand liegt mit der Handfläche nach oben im Schoß. Die rechte Hand liegt mit der Handfläche nach unten auf dem rechten Knie, die Finger zeigen zur Erde.
- *Dhyani-Mudra:* Mudra der Meditation. Die Rückseite einer Hand (gewöhnlich der rechten) liegt auf der nach oben gerichteten Handfläche der anderen, wobei die Daumenspitzen sich leicht berühren. Von dieser Mudra gibt es mehrere Varianten.

## Kapitel II

# Buddhas, Bodhisattvas, Hindu-Gottheiten und Mudras

Wenden wir uns nun einmal kurz von den heilenden Eigenschaften der Mudras ab und sehen uns das weltweite Pantheon der Götter und Göttinnen mit ihren verschiedenen Inkarnationen und Mudras an. Der Glaube ist subjektiv und hängt von vielen Faktoren ab, von Topographie und Klima bis zur Nationalökonomie. Die meisten Götter und Göttinnen im Osten wurden schon immer mit großer Kunstfertigkeit, Kreativität und Vorstellungskraft dargestellt. Noch heute blenden sie selbst die nüchternsten Köpfe mit ihren Formen, Farben und Mudras, die uns Gefühle, Empfindungen und heilige Bestrebungen vermitteln.

Es ist kein Zufall, dass die indischen Gottheiten in Mudras zum Ausdruck kommen. Im Verlauf dieses Buches werden wir feststellen, dass die von den Verkörperungen der Götter gehaltenen Mudras sehr speziell sind. Jede Mudra spiegelt einen bestimmten Aspekt wider, der von der Gottheit vorbestimmt wurde. All das ist also nichts Neues. Mudras sind uralt. Lange bevor wir Wasser auf dem Mars entdeckten, wussten unsere Vorfahren alles über die enorme Macht unserer Finger, und jeder Gottheit wurde ihre eigene Mudra zugewiesen, je nach der Rolle, die sie in unseren Leben spielen sollte.

## Buddhas

In den Schulen des *Mahayana*-Buddhismus ("Großes Fahrzeug", dazu gehören der Tibetische Buddhismus, der chinesische Ch'an, der japanische Zen usw.) werden die meisten der unten aufgeführten Buddhas anerkannt. Der *Theravada*-Buddhismus ("Kleines Fahrzeug", der Buddhismus Sri Lankas, Thailands und Burmas) erkennt nur den *Sakyamuni-Buddha* an (und vielleicht noch *Maitreya* und einige andere), daher wird *Amoghashiddhi* im Folgenden als *Sakyamuni* mit den Händen in der *Abhaya-Mudra* usw. statt als *Amoghashiddhi* bezeichnet. Im Buddhismus Nepals werden tendenziell sowohl die Buddhas als auch die Hindu-Gottheiten miteinander vermischt und anerkannt.

# Die Fünf Dhyani-Buddhas

Die *Fünf Dhyani*-Buddhas sind himmlische Buddhas, die man in der Meditation visualisiert und die ausgezeichnete Heiler von Geist und Seele sein sollen. Es sind keine historischen Figuren wie etwa der *Gautama (Sakyamuni) Buddha*, sondern transzendente Wesen, die universelle göttliche Prinzipien oder Kräfte symbolisieren.

## Akshobhya

*Akshobhya* ist bei den nepalesischen Buddhisten der zweite *Dhyani*-Buddha. Er sitzt in der *Vajraparyanka*-Haltung, seine rechte Hand hält die *Bhumisparsha-Mudra*, die die Erde als Zeugen anruft (*Sakyamuni* nimmt üblicherweise die gleiche Haltung ein). Er steht für das kosmische Urelement *Vijnana* (Bewusstsein). Seine linke Hand ruht in seinem Schoß, seine rechte liegt auf dem rechten Knie, wobei die Spitzen der Mittelfinger mit der Handfläche nach innen den Boden berühren. Seine Reittiere sind zwei Elefanten, und sein Symbol ist *Vajra* (der Donnerkeil). Seine weibliche Entsprechung ist *Locana*.

## Amitabha-Buddha

*Amitabha* ist der älteste aller *Dhyani*-Buddhas. Er soll in friedvoller Meditation im *Sukhabati*-Himmel weilen. Er steht für das kosmische Element *Sanjna* (Name). Sein Reittier ist ein Pfau. Er sitzt im vollständigen Lotussitz, das rechte Bein über dem linken, die Hände liegen mit nach oben gerichteten Handflächen in der *Samadhi-Mudra* in seinem Schoß, die rechte Hand auf der linken. Seine weibliche Entsprechung ist *Pandara*. *Amitabha* bedeutet "grenzenloses Licht" oder das Unergründliche.

## Amoghashiddhi-Buddha

*Amoghashiddhi* ist der fünfte *Dhyani*-Buddha. Er sitzt im vollständigen Lotussitz, das rechte Bein über dem linken, seine linke Hand liegt offen mit nach oben gerichteter Handfläche in seinem Schoß, die rechte hält die *Abhaya-Mudra*. Er steht für das kosmische Element *Samskara* (Zyklus von Geburt und Tod). Seine Farbe ist Grün, sein Symbol ist *Viswa Vajra* oder der doppelte Donnerkeil. Er ist die Verkörperung der Regenzeit. Sein Reittier ist *Garuda*.

## Ratna Sambhav-Buddha

*Ratna Sambhav* wird als dritter *Dhyani*-Buddha angesehen. Sein Symbol ist der Juwel, seine Hände halten die *Varada-Mudra* (Mudra des Schenkens). Er steht für das kosmische Element *Vedana* (Empfindungen und Gefühle). Seine Farbe ist Gelb. Seine weibliche Entsprechung ist *Mamaki*.

## Vairochana-Buddha

*Vairochana* ist bei den nepalesischen Buddhisten der erste *Dhyani*-Buddha. Er steht für das kosmische Element *Rupa* (Form). Seine Farbe ist Weiß, seine Hände hält er am Brustkorb, wobei die Spitzen von Daumen und Zeigefingern in der *Dharmachakra-Mudra* (Mudra des Lehrens) vereint sind. Seine weibliche Entsprechung ist *Vajradhatviswari*.

## Bhaisajya-Buddha

*Bhaisajya* (der Buddha der Medizin oder des Heilens) soll, wenn er genau nach den Riten angebetet wird, spirituelle Medizin spenden. Er trägt ein Mönchsgewand und sitzt mit gekreuzten Beinen. Seine linke Hand, die in der Mudra der Meditation in seinem Schoß liegt, hält gewöhnlich eine mit Medizin gefüllte Schale, während seine rechte Hand in der Mudra der

Barmherzigkeit entweder einen Zweig mit einer Frucht oder die Frucht selbst hält. Dabei handelt es sich um die *Myrobalan*-Pflanze, eine indische Heilpflanze.

## Hotei
## *(auch Budai oder der Lachende Buddha)*

Dies ist der japanische Name für den chinesischen Zen-Meister Poe-Tai Hoshang (10. bis 11. Jahrhundert). Er ist dick, drollig und liebenswert und symbolisiert den Zustand gelöster Glückseligkeit, die jenen eigen ist, die ihre Buddha-Natur oder den Buddha in ihrem Inneren erkannt haben. Er wird überall auf der Welt geliebt und von vielen als Gott des Glücks verehrt (einige betrachten ihn auch als Form von *Maitreya*).

## Maitreya-Buddha

Der Buddha der Zukunft. Die Darstellungen zeigen ihn gewöhnlich stehend und mit einem Lotusstängel in der rechten Hand oder sitzend – entweder mit baumelnden Beinen oder dem linken Bein unten und dem rechten Bein auf dem linken Oberschenkel. Die Hände halten die *Dharmachakra-Mudra* (Mudra des Lehrens).

### Sakyamuni-Buddha

Gautama Buddha soll 550 Inkarnationen gehabt haben. Zur Unterscheidung von allen anderen Buddhas wird er *Sakyamuni* (der Weise aus dem Geschlecht von Sakya) genannt. Als Sohn von König Suddhodana und Königin Mayadevi wurde er 563 v. Chr. in Lumbini, Nepal geboren. Nach sechs Jahren Meditation und Fasten erlangte er die Erleuchtung. Im Alter von 80 Jahren starb er in Kushinagara. Dargestellt wird er gewöhnlich im *Padmasana* (Lotussitz), mit der rechten Hand in der *Bhumisparsha-Mudra* (Mudra der Erdberührung). Manchmal steht er auch mit der rechten Hand in der *Abhaya-Mudra* (Mudra des Schutzes).

## Bodhisattvas

### Amitayus

Der Name *Amitayus* wurde Amithaba in seiner Eigenschaft als Schenker eines langen Lebens verliehen. Er ist reich gekleidet und trägt die 13 Ornamente. Sein Haar ist blau und kann entweder zusammengebunden sein oder ihm offen bis zu den Ellbogen fallen. Er sitzt im vollständigen Lotussitz, seine Hände liegen in der *Dhyani-Mudra* in seinem Schoß und halten die Ambrosia-Vase, sein besonderes Emblem.

### Avalokiteswara

Er ist der Bodhisattva des Mitgefühls und Beschützer vor Gefahren. Seine Anrufung ist das Mantra *Om Mani Padme Hum* (Gegrüßt sei das Juwel in der Lotusblüte). Gewöhnlich wird er mit zahlreichen (symbolisch 1000) Armen und mehreren (symbolisch 11) Köpfen dargestellt. Eine seiner rechten Hände hält gewöhnlich die *Abhaya-Mudra* (Mudra des Schutzes). Der Dalai Lama soll eine Verkörperung von *Avalokiteswara* sein.

### Grüne Tara

Die *Grüne Tara* wird als spirituelle Gemahlin von *Amoghashiddhi* betrachtet. In ihrem Erscheinungsbild ähnelt sie der *Weißen Tara*, ihre linke Hand hält eine halb geschlossene Lotusblüte, und ihr rechtes Bein ist ausgestreckt. Sie soll in allen guten Frauen reinkarniert sein.

### Vierarmiger Chenrezig

Der *Vierarmige Chenrezig* ist eine Form von *Avalokiteswara*. Er trägt viele unterschiedliche Ornamente, seine Farbe ist Weiß. Er hat vier Arme und hält in seiner rechten Hand einen Rosenkranz und in einer linken eine Lotusblüte. Die anderen beiden Hände bilden vor dem Brustkorb mit beiden Handflächen aneinander die *Namaskar-Mudra* und halten dabei ein rundes "Juwel" (ein Symbol des Wissens).

## Manjushri

*Manjushri* ist der Bodhisattva der göttlichen Weisheit. In Nepal wird er als Begründer der nepalesischen Zivilisation und als Schöpfer des Kathmandutals angesehen. In seiner rechten Hand trägt er das Schwert der Weisheit und des Lichts, in seiner linken auf einer Lotusblüte die *Prajnaparmita*-Schrift (das Buch der göttlichen Weisheit). Seine linke Hand hält die lehrende *Jnana-Mudra*.

## Vajradhara

*Adi-Buddha* ist die höchste Gottheit im buddhistischen Pantheon. In seinen Darstellungen trägt er den Namen *Vajradhara*. Er trägt Juwelen und Ornamente und sitzt in der Meditationshaltung. In seiner rechten Hand trägt er *Vajra* (den Donnerkeil), in seiner linken *Ghanta* (die Glocke), wobei beide Hände in der *Vajrahunkara-Mudra* vor dem Brustkorb gekreuzt sind.

## Vajrasattva Buddha

*Vajrasattva*, der sechste *Dhyani*-Buddha, gilt bei den nepalesischen Buddhisten als Priester der fünf *Dhyani*-Buddhas. Er trägt alle Ornamente, reiche Kleidung und eine Krone. Er ist weiß und sitzt im Schneidersitz in der Meditationshaltung. Seine rechte Hand trägt auf der Höhe des Brustkorbs mit nach oben gerichteter Handfläche *Vajra* (den Donnerkeil), seine linke, die auf dem linken Oberschenkel ruht, hält *Ghanta* (die Glocke).

## Weiße Tara

*Tara* ist die weibliche Gottheit des buddhistischen Pantheons. Die *Weiße Tara* entstand aus einer Träne des Bodhisattvas des Mitgefühls, *Avalokiteswara*. *Tara* soll menschliche Wesen auf ihrer Reise durch den Ozean des Lebens schützen. Die *Weiße Tara* wird als Gemahlin von *Avalokiteswara* betrachtet, manchmal von *Vairochana*. Gewöhnlich wird sie im Sitzen wie ein Bodhisattva gekleidet und gekrönt dargestellt. Manchmal wird sie als *Satalochana* oder die *Siebenäugige Tara* betrachtet, sie hat zusätzliche Augen auf Stirn, Handflächen und Füßen und trägt eine Lotusblüte auf einer oder beiden Schultern. Sie sitzt in der vollständigen *Vajra*-Haltung. Ihre rechte Hand nimmt die Segen spendende Geste ein, ihre linke hält die lehrende

Mudra und einen Lotusstängel. Sie trägt verschiedenste wertvolle Ornamente und ist von großer Schönheit. Über die *Weiße Tara* meditiert man für ein langes Leben und Heilung.

### Kuanyin

Sie ist die chinesische weibliche Form des Bodhisattvas des Mitgefühls, *Avalokiteswara*, die auch als "Göttin der Barmherzigkeit" bezeichnet wird, in Japan heißt sie *Kannon* (oder *Kanzeon Bosatsu*). Gewöhnlich trägt sie eine Vase mit dem Nektar des Mitgefühls und mitunter auch einen Fliegenwedel, der für Gehorsamkeit gegenüber den buddhistischen Gesetzen steht und Mitgefühl symbolisiert. Manchmal wird sie mit den Handflächen aneinander in der *Anjali-Mudra* dargestellt.

## Weitere

### Padmasambhava

Der berühmte und hochstudierte trantrische Heilige *Padmasambhava* aus Nordindien reiste auf Einladung des Königs Thi-Sron Detsan im 8. Jahrhundert nach Tibet, blieb 50 Jahre lang dort, gründete

Klöster und lehrte Tantra. Er wird auf einem Lotus-Podest sitzend dargestellt, mit verschränkten Beinen, die rechte Hand hält *Vajra* und die linke, im Schoß liegend, *Patra.* Mit seinem linken Arm hält er sein besonderes Symbol, den *Khatvanga*-Stab, an den Brustkorb gedrückt.

### Je Tson-ka-pa

*Je Tson-ka-pa* wurde Mitte des 14. Jahrhunderts in Tibet geboren. Es heißt, der Baum, der sein Geburtshaus überschattete, hatte den Abdruck eines Buddhas auf seinen Blättern. Er war ein Reformator des nördlichen Buddhismus und gründete die *Gelugpa*-Schule, die in Tibet sehr beliebt wurde und bis heute die bedeutendste buddhistische Schule ist.

## Hinduistische Gottheiten

### Bhairav

Als zorniger trantrischer Aspekt *Shivas* wird *Bhairav* nackt dargestellt, in schwarzer oder blauer Farbe, mit langem, widerspenstigem, flammendem Haar, einem Schwert in der einen Hand und einem Zauberstab mit drei Totenköpfen oder einer Schlinge in der anderen. Oft trägt er eine Kette aus Totenköpfen um den Hals und steht auf einer liegenden Figur. Manchmal wird er von seiner Gemahlin *Kali* (*Bhairav Shakti*) umarmt gezeigt.

## Brahma

Der Herr der Schöpfung und Gott der Weisheit hat vier Gesichter, die für die vier Eigenschaften der Erde stehen und in vier Richtungen zeigen. In seinen Händen hält er die *Veden* (altes Buch der Weisheit und Lehre), eine Perlenkette zum Zählen der Zeit und einen Opferlöffel, der die spirituelle Natur symbolisiert. Seine vierte Hand ist gewöhnlich segnend erhoben. Außerdem trägt er Wasser in einem *Kamandalu* (Wassergefäß) als Zeichen dafür, dass das Universum aus Wasser entstand.

## Durga

Als zornige Form *Parvatis* (der Gemahlin *Shivas*) wird *Durga* mit vielen Armen und einer Waffe in jeder Hand dargestellt, rittlings auf ihrem Reittier, dem Löwen, sitzend, mit einem Schwert, einem Knüppel, einer Lotusblüte und einem Würfel in den Händen. Ihr Gesichtsausdruck ist stets ruhig und sanft.

### Ganesh

Der elefantenköpfige Gott der Weisheit und des Erfolgs, *Ganesh*, kämpft gegen alles Übel und beseitigt alle Hindernisse. Vor der Anbetung anderer Götter muss er zuerst günstig gestimmt werden. Er ist einer der Söhne *Shivas* und ist bekannt als *Siddhi Data* oder Schenker von Glück bei der Arbeit. Sein Elefantenkopf soll ein Emblem der Weisheit sein, sein Reittier (die Spitzmaus namens *Mooshika*) ein Emblem der Klugheit.

### Kali

Als zornige Form *Parvatis* (der Gemahlin *Shivas*) ist *Kali* die Göttin der Mysterien. Gewöhnlich wird sie in schwarzer oder blauer Farbe und bis auf eine Girlande abgetrennter Köpfe unbekleidet und mit heraushängender Zunge dargestellt.

### Krishna

Wie der Buddha wird auch *Krishna* als beliebte Inkarnation *Vishnus* angesehen und symbolisiert viele Tugenden wie Liebe, Hingabe und Freude. In den Darstellungen spielt er meist auf einer Flöte, wird aber auch oft als blaues Baby gezeigt. Seine Liebe zu *Radha* ist eine Allegorie auf die Vereinigung der Seele mit Gott.

## Lakshmi

Die Göttin des Reichtums und Ehefrau *Vishnus* hat vier Hände. Die beiden vorderen Hände formen die *Varada-Mudra* und die *Abhaya-Mudra*. Die beiden anderen Hände halten einen Spiegel und ein zinnoberrotes Gefäß. Oft wird sie von zwei Zwergen begleitet.

## Mahavira

Oft wird er fälschlicherweise als Gründer der *Jain*-Religion betrachtet, aber als 24. *Tirthankara* (Furtenerbauer) wird ihm vielmehr die Gründung des modernen Jainismus zugeschrieben, einer Religion, die völlige Gewaltlosigkeit (*Ahimsa*) fordert. Er war ein Zeitgenosse Buddhas, und tatsächlich haben der Buddhismus und der Jainismus vieles gemeinsam. Er war berühmt für seine strenge Askese und völlige Ablehnung der materiellen Welt - vom Augenblick seines Verzichtes an soll er nur noch nackt gewesen sein und niemals in Berührung mit Nahrung, Wasser, Schlaf oder Sauberkeit gekommen sein.

## Nataraj, der Herr des Tanzes

Der Tanz stellt *Shiva* als treibende Kraft des Universums und als seine fünf übernatürlichen Akte der Schöpfung, Bewahrung, Zerstörung, Verkörperung und

Befreiung dar (Befreiung der menschlichen Seelen von der Illusion durch das Feuer der Verbrennungsstätte, hier symbolisiert durch den Flammenring um den Tänzer). *Shiva* wird mitten im Tanz dargestellt, einen Fuß auf einem Dämon, den anderen zum nächsten Schritt bereit. Sein Haar fliegt zu den Seiten, und er hält eine sanduhrförmige Trommel (die für die fünf Rhythmen der Erscheinungsformen steht) sowie die Asche des Feuers, mit dem er das Universum zerstört.

### Saraswati

Die Göttin des Lernens, der Musik und der Poesie soll jenen, die sie anbeten, Weisheit und Gelehrtheit schenken (sie wird von Hindus und Buddhisten gleichermaßen verehrt). Sie ist die Gemahlin *Brahmas* und wird gewöhnlich mit einer *Vina* (einem Saiteninstrument) dargestellt. Ihre Farbe ist Weiß, ihr Reittier ist ein Pfau.

### Shiva

Der Gott der Zerstörung und der Erneuerung im hinduistischen Pantheon hat viele Formen, darunter *Shiva* als meditierender Asket, *Nataraj* - Herr des Tanzes, *Bhairav - Shiva* in seinem zornigen Aspekt, der androgyne *Ardhanari* - halb Mann, halb Frau, sowie unterschiedliche Formen mit seiner Gemahlin *Parvati/Uma/Durga/Kali*. Gewöhnlich hält er einen Dreizack und eine kleine Trommel, als Reittier dient ihm der göttliche Stier Nandi. Er ist der Vater *Ganeshs*.

### Vishnu

Der Bewahrer und Beschützer ist wegen seines mitfühlenden Wesens beliebt und wird entweder allein oder gemeinsam mit seiner Gemahlin *Lakshmi* (der Göttin des Reichtums) verehrt. Gewöhnlich wird er aufrecht stehend mit vier Armen dargestellt, einer hält ein Rad (*Chakra*), einer eine Keule oder einen Knüppel, ein weiterer ein Muschelhorn (*Shankh*) und der letzte einen Lotusstängel (*Padma*). Zudem trägt er ein Diadem (*Kirit*) auf dem Kopf und steht auf einem Lotus-Podest. Es heißt, dass *Krishna*, *Rama* und *Sakyamuni Buddha* Inkarnationen *Vishnus* sind.

Kapitel 12

# Wie man eine Mudra ausführt

Mudras sind einfach auszuführen. Ihre Wirkung wird jedoch noch verstärkt, wenn sie mit Reiki kombiniert werden; der Praktizierende kann dann intensiv den Energiefluss wahrnehmen. Es gibt keine bindenden Regeln, doch ein paar Richtlinien sind hilfreich.

Beginnen Sie jede Mudra-Sitzung, indem Sie Ihre Hände "waschen" (reiben Sie sie etwa 10-mal aneinander, und halten Sie sie vor Ihren *Solarplexus*), das unterstützt den Energiefluss in Ihren Händen. Falls Sie über Reiki II verfügen, können Sie Ihren Händen das *Kraftsymbol* oder das *Mentale / Emotionale Symbol* "überziehen" (oder ein anderes Symbol, das Sie bevorzugen).

Als Faustregel gilt auch: Wenn die Finger sich berühren, sollte der ausgeübte Druck stets sehr leicht sein, die Hände sollten entspannt sein.

Mudras lassen sich in jeder Körperhaltung üben. Man kann dabei sitzen, stehen, liegen und sogar gehen, doch der Körper sollte immer locker, entspannt und zentriert sein. Es ist wichtig, nicht angespannt zu sein, weil dadurch der Energiefluss behindert wird. Mudras sind dafür bestimmt, aufzulockern, in das Bewusstsein zu reisen und zu heilen.

Falls Sie sitzen, halten Sie Ihren Rücken gerade, entweder mit verschränkten Beinen oder auf einem Stuhl mit gerader Lehne. Legen Sie die Finger, wie in der Beschreibung der Mudra angegeben, zusammen. Üben Sie nur so viel Druck aus, dass Sie den Energiefluss spüren können.

Mudras können zu jeder Zeit und an jedem Ort praktiziert werden. Es hilft aber, wenn man dabei guter Stimmung und in der richtigen Umgebung ist. Dann wird der Energiefluss nicht blockiert. Viele Praktizierende führen ihr Mudra-Ritual ein paar Minuten vor dem Einschlafen und ein paar Minuten vor dem Aufstehen durch. Eigentlich ist das aber nicht wichtig, Sie können Mudras jederzeit praktizieren. Umgekehrt gibt es auch viele Praktizierende, die Mudras immer zu unterschiedlichen Zeiten üben.

Lassen Sie sich mit den Mudras Zeit, überstürzen Sie nichts. Probieren Sie geduldig ein paar aus, und üben Sie sie langsam. Hetzen Sie nicht einfach durch mehrere Übungen hindurch, denn das passiert leicht. Man hat das Buch mit den Anleitungen und Bildern vor sich und lässt sich leicht dazu verleiten, alle durchzuexerzieren, als handele es sich um eine Wehrübung. Genau das sollten Sie aber nicht tun. Fühlen Sie vielmehr, wie die Mudras in Ihnen wirken. Erwarten Sie keine Wunder, und seien Sie nicht enttäuscht, wenn nichts passiert. Die Veränderungen werden ganzheitlich sein. Wenn Ihr Geist allmählich heilt, wird Ihr Körper darauf reagieren, und Sie fühlen sich immer besser und besser. Viele geistige Probleme manifestieren sich irgendwann im Körper. Damit sie heilen, muss der Geist vorangehen, und das kann seine Zeit dauern. Machen Sie einfach weiter, und geben Sie nicht auf. Der Geist wird langsam, aber sicher heilen, Sie werden wunderbare Freude und Begeisterung empfinden, und Ihre Gesundung wird am Ende vollständig und langfristig sein. Bedenken Sie auch: Der Körper wird zudem immer dann krank, wenn der Geist in Aufruhr ist, daher können ganz unterschiedliche Mudras zu unterschiedlichen Zeiten im Leben notwendig sein.

Wenn Sie kontinuierlich Ihre Mudras zusammen mit Visualisierungen und Affirmationen praktizieren, werden Sie schon bald feststellen, dass Sie eine ganz neue Reise der Selbsterkenntnis angetreten haben. Ihre *Chakren*-Energie kommt ins Fließen, Ihre Stimmung hebt sich und in Ihnen entsteht ein neues Gefühl der Ruhe und Heilung. Am Ende ist der Praktizierende dann schließlich von den banalen Problemen des täglichen Lebens befreit. Oder besser gesagt: Er wird mühelos damit fertig. Was einst hoffnungslos erschien, ist nun gar kein Problem mehr.

Es gibt unterschiedliche Ansichten darüber, wie lange eine Mudra gehalten werden sollte. Manche empfehlen, eine Mudra pro Tag 45 Minuten lang zu halten. Wenn Ihnen das zu lang ist, teilen Sie es in drei Einheiten à 15 Minuten auf. Andere vertreten wieder andere Standpunkte. Es ist jedoch von Vorteil, wenn Sie eine gewisse Regelmäßigkeit hineinbringen, wie eine tägliche feste Übung oder Mahlzeit oder Medikamenteneinnahme oder irgendetwas, das wir regelmäßig tun. Wenn seine Wirkung erreicht wurde, ist es gut, die Mudra nicht mehr zu praktizieren. Anfangs kann man dann Müdigkeit verspüren, was jedoch ein gutes Zeichen ist. Wenn Sie sich über einen gewissen Zeitraum hinweg, der natürlich relativ sein kann, rundum wohlfühlen, werden Sie feststellen, dass die Mudra für Sie arbeitet.

Die Atmung zu korrigieren ist von grundlegender Bedeutung. Wenn wir tief ausatmen, geben wir nicht nur Kohlendioxid ab, sondern auch verbrauchte Energie. Halten Sie nach dem Ein- und Ausatmen ein bisschen länger inne. Wenn Sie sich selbst beruhigen wollen, verlangsamen Sie Ihre Atmung; wenn Sie sich erfrischen wollen, intensivieren Sie sie. Der Atem spielt auf alle Fälle eine sehr wichtige Rolle, und wenn er tief, langsam und fließend ist, hat er eine beruhigende und regenerative Wirkung auf den Körper.

# Verschiedene Mudras

## Om-Mudra

Dies ist wahrscheinlich eine der bekanntesten Mudras, und sie ist extrem einfach. Sitzen Sie mit geradem Rücken. Formen Sie die heilige *Om-Mudra*, indem Sie die Spitzen von Zeigefinger und Daumen jeder Hand zusammenführen. Der Daumen ist das Tor zum göttlichen Willen (symbolisiert durch das *Scheitelchakra*), der Zeigefinger ist das Ego (symbolisiert durch das *Nabelchakra*). Begleitend zu dieser Mudra können Sie eine Affirmation sprechen oder denken oder auch einfach *Om* (*Aum* ausgesprochen) singen. Bei der Affirmation sagen Sie beim Einatmen zu sich selbst: "Ich bin eins mit dem Universum" und beim Ausatmen: "Das Universum und ich sind eins." Diese Mudra ist sehr gut, wenn Ihr Leben Frieden und Ruhe braucht.

Wir werden später noch genauer auf die *Chakren* eingehen. Visualisierungen haben wir bereits besprochen, sie sind notwendig, um die innere Sehnsucht zu kanalisieren. Machen Sie aus Affirmationen, einer positiven Einstellung und den richtigen Visualisierungen einen neuen Lebensstil, und nach einiger Zeit werden Sie schon einen Nutzen daraus ziehen.

## Mudra des Lächelnden Buddha

Durch Malereien und Statuen ist diese Mudra weltbekannt geworden. Es ist eine Geste und Übung der Freude, da sie den Energiefluss zum Herzen öffnet. Fast jeder Haushalt in Indien verfügt über eine Statue des sitzenden Buddha. Sehen Sie sie sich genau an, und betrachten Sie die Mudra. (Der sitzende Buddha wird teilweise allerdings auch mit verschiedenen anderen Mudras dargestellt.)

Setzen Sie sich bequem entweder mit verschränkten Beinen auf den Boden oder auf einen Stuhl mit gerader Lehne. Beugen Sie an jeder Hand den Ringfinger und den kleinen Finger, und drücken Sie sie mit den Daumen nach unten. Lassen Sie dabei den Zeige- und Mittelfinger gestreckt (aber ganz bequem, zwingen Sie die Finger nicht in die Streckung), die Handflächen zeigen nach vorn. Drücken Sie die Ellbogen zum Körper (so weit es für Sie angenehm ist), und halten Sie einen 30°-Winkel zwischen Ober- und Unterarmen ein. Halten Sie die Unterarme parallel.

Konzentrieren Sie sich auf Ihr Drittes Auge, und singen Sie geistig (am Dritten Auge) *Sa Ta Na Ma* (*Sa* - Unendlichkeit, *Ta* - Leben, Existenz, *Na* - Tod, *Ma* - Wiedergeburt, Licht). Es geht auch ohne den Gesang, aber versuchen Sie zumindest, sich auf Ihr Drittes Auge zu konzentrieren, denn die Konzentration ist das Wichtigste.

Halten Sie die Ellbogen nah am Körper, und drücken Sie den Brustkorb nach außen (mit geradem Rücken). Fahren Sie so etwa 10 Minuten fort, atmen Sie dann tief ein, atmen Sie aus, öffnen und schließen Sie mehrmals die Hände, und entspannen Sie sich. Genießen Sie diese Erfahrung! Bekämpfen Sie so Sorgen, Depressionen, Ungeduld, Ärger, Angst und andere Gefühle. Diese Mudra kann überall ausgeführt werden.

Die Finger sind bestimmten Gefühlen und den Hauptorganen des Körpers zugeordnet. Auf der Außen- und Innenseite der Finger verlaufen die Meridiane mit mehreren Akupunkturpunkten. Indem Sie je nach Bedarf die Fingerseiten drücken oder pressen, können Sie sowohl das entsprechende Gefühl als auch das Organ beeinflussen. Dies nennt sich Akupressur. Später werden wir uns noch genauer mit den Fingern und ihrer Bedeutung in Mudras und für die Ausgeglichenheit von Körper und Geist beschäftigen.

## Ganesh-Mudra

Ganesh, der Elefantengott, gilt allgemein als der Bezwinger von Hindernissen. Bei dieser Mudra wird die linke Hand mit der Handfläche nach außen vor den Brustkorb gehalten. Beugen Sie die Finger, und fassen Sie die linke Hand mit der rechten Hand, deren Handfläche nach innen zeigt. Beide Hände sind

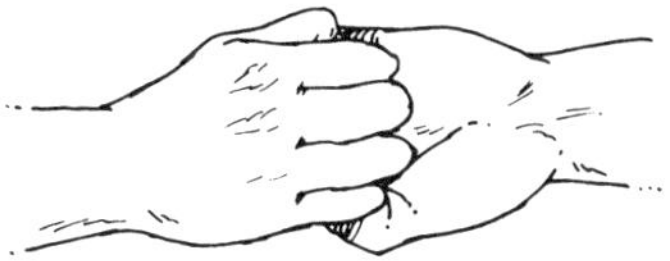

nun ineinander gehakt. Atmen Sie aus, und ziehen Sie die Hände energisch auseinander, ohne den Griff zu lockern. Die Hände befinden sich vor dem Brustkorb, dadurch werden die Muskeln des Oberarms und des Brustbereichs angespannt. Atmen Sie ein, und lassen Sie die Spannung los. Wiederholen Sie die Übung sechsmal. Wechseln Sie dann die Positionen der Hände, und wiederholen Sie die Übung erneut sechsmal. Bleiben Sie danach eine Weile still.

Die Übung kann auch so durchgeführt werden, dass ein Ellbogen nach oben und der andere nach unten zeigt. Einmal täglich praktiziert, stärkt diese Mudra die Herzmuskeln, öffnet die Bronchien und befreit von Spannungen. Außerdem öffnet sie das vierte *Chakra* und stärkt die Zuversicht des Praktizierenden.

## Ushas-Mudra

Diese Mudra kann morgens beim Aufwachen geübt werden. Verschränken Sie im Bett liegend die Hände unter dem Kopf. Atmen Sie mehrmals energisch und

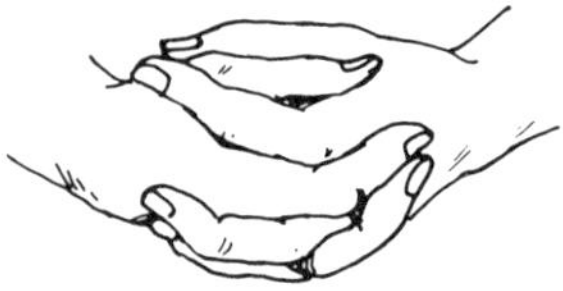

tief ein und aus. Öffnen Sie Augen und Mund weit, und drücken Sie die Ellbogen nach hinten ins Kissen. Die Hände sollten so verschränkt sein, dass der rechte Daumen über dem linken liegt und leicht daraufdrückt.

Frauen sollten den rechten Daumen zwischen den linken Daumen und Zeigefinger legen und mit dem linken Daumen darauf drücken. Die Übung kann täglich etwa zehn bis 15 Minuten lang durchgeführt werden. Sie beeinflusst das zweite *Chakra*, das Zentrum für Sexualität und Kreativität.

### Pushan-Mudra

Bei dieser Mudra liegen die Spitzen des rechten Daumens, des Zeigefingers und des Mittelfingers aufeinander, während die beiden anderen, also der Ringfinger und der kleine Finger, gestreckt sind. Legen Sie nun die Spitzen von Daumen, Mittelfinger und Ringfinger der linken Hand aufeinander, wobei Zeigefinger und kleiner Finger gestreckt sind.

Diese Mudra ist dem Sonnengott gewidmet. Sie bedeutet, mit einer Hand zu akzeptieren und zu emp-

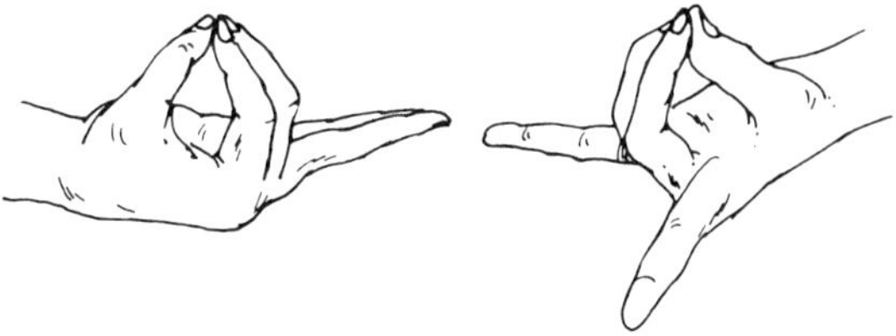

*rechts* *links*

fangen und mit der anderen Hand loszulassen. Die Mudra hilft bei der Verdauung und bei der Ausscheidung.

Sie kann auch auf eine andere Weise ausgeführt werden. Die Spitzen von Daumen, Ringfinger und kleinem Finger liegen dabei aufeinander, Zeigefinger und Mittelfinger sind gestreckt. Verbinden Sie nun mit der linken Hand die Energie von Daumen, Ringfinger und kleinem Finger, wobei Zeige- und Mittelfinger gestreckt sind.

Diese Mudra hilft ebenfalls bei der Verdauung, außerdem regt sie aber auch das Gehirn an. Beide Mudras können viermal täglich jeweils fünf Minuten lang praktiziert werden.

### Bronchial-Mudra

Wie der Name schon sagt, ist diese Mudra sehr gut bei Atemwegsproblemen. Führen Sie sie mit beiden Händen aus. Legen Sie den kleinen Finger an die Daumenwurzel, den Ringfinger auf das obere

Daumengelenk und den Mittelfinger auf den oberen weichen Teil des Daumens. Der Zeigefinger sollte gestreckt sein. Diese Mudra kann täglich mehrere Minuten lang geübt werden.

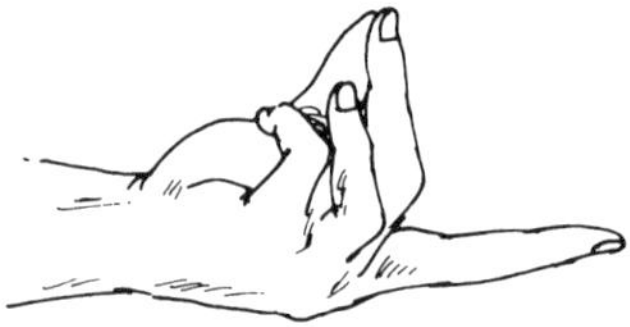

Man kann sie auch zusammen mit der *Asthma-Mudra* praktizieren, die ebenfalls mit beiden Händen ausgeführt wird. Drücken Sie hierzu die Fingernägel der Mittelfinger zusammen, und halten Sie dabei die anderen Finger gestreckt. Diese Mudra ist wirksam bei Asthmaanfällen. Die *Bronchial*- und die *Asthma*-Mudra können einige Minuten lang nacheinander ausgeführt werden, bis sich die Atmung beruhigt hat.

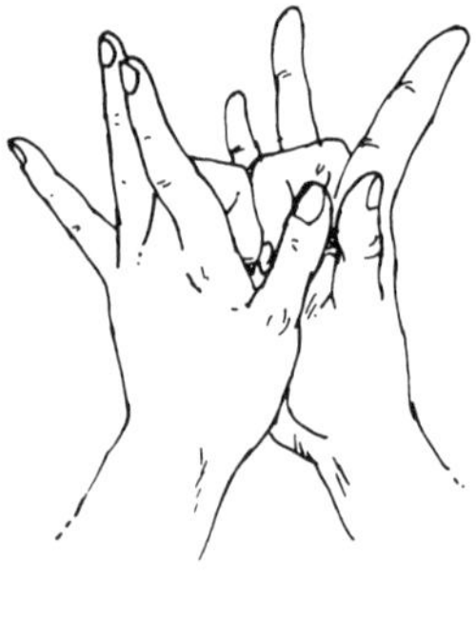

Bei längerer Behandlung können beide Mudras fünfmal täglich fünf Minuten lang ausgeführt werden.

## Pran-Mudra

Die *Pran-Mudra* aktiviert das *Wurzelchakra* und erhöht die Vitalität. Sie kann bis zu einer halben Stunde täglich oder dreimal täglich jeweils 15 Minuten lang praktiziert werden. Dafür bringt man die Spitzen von Daumen, Ringfinger und kleinem Finger zusammen, während Zeige- und Mittelfinger gestreckt bleiben. Diese Mudra kann mit beiden Händen ausgeführt werden.

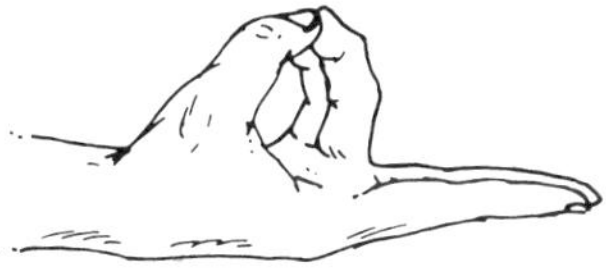

## Linga-Mudra

Legen Sie für diese Mudra beide Handflächen zusammen, und verschränken Sie die Finger. Ein Daumen bleibt aufrecht und wird vom Daumen und Zeigefinger der anderen Hand umschlossen. Halten Sie beide Hände vor den Brustkorb.

Die Mudra kann dreimal täglich jeweils 15 Minuten lang ausgeführt werden. Sie stärkt das Immunsystem des Körpers und lockert Schleim, der sich in den Lungen angesammelt hat. Es heißt, dass die *Linga-Mudra* den Körper widerstandsfähiger gegen Erkältungen und Atemwegsinfektionen macht. Menschen, die ständig an schweren Erkältungen und chronischen Atemwegsinfektionen leiden, sollten die *Linga-Mudra* praktizieren. Diese Mudra erzeugt Wärme im Körper, "brennt" angesammelten Schleim im Brustkorb weg und macht den Körper kräftiger, so Acharya Keshav Dev.

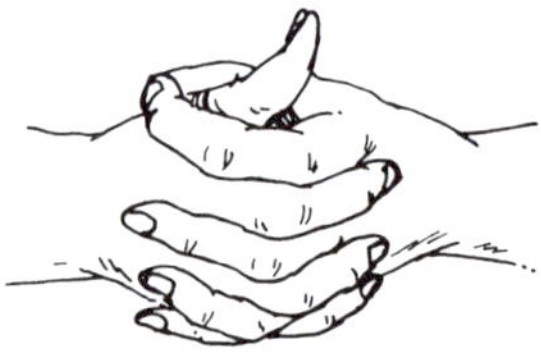

Die Mudra ist auch hilfreich beim Abnehmen. Wegen der Wärme, die sie erzeugt, kann die Mudra jedoch anstrengend sein und zu einem Gefühl der Lethargie führen. Menschen, die eine Diät machen und die Mudra praktizieren, müssen darauf achten, dass sie "kühlende" Nahrungsmittel wie Obst zu sich nehmen oder so viel Wasser trinken wie möglich - mindestens acht Gläser pro Tag.

## Apan-Mudra

Dies ist die Energie-Mudra. Daumen, Mittelfinger und Ringfinger berühren sich, während der Zeigefinger und der kleine Finger gestreckt sind. Die Mudra kann täglich 45 Minuten lang oder dreimal täglich jeweils 15 Minuten lang ausgeführt werden. Sie hilft, Giftstoffe aus dem Körper zu schleusen. Zudem hat sie eine ausgleichende Wirkung auf den Geist und hilft, innere Ausgeglichenheit und Zuversicht zu entwickeln.

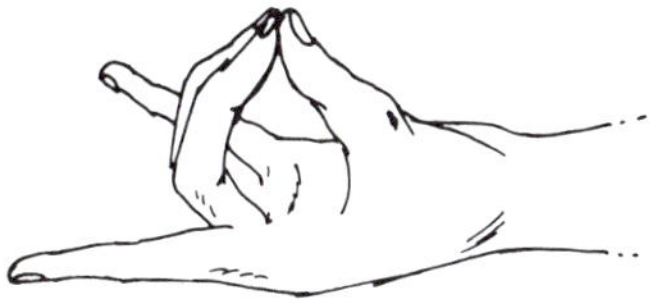

## Shankh-Mudra

Diese Mudra ist in hinduistischen Tempeln üblich. Sie ähnelt in der Haltung und Verschränkung der Hände und Finger einem Muschelhorn, das bei Ritualen in den Tempeln geblasen wird. Umschließen Sie mit den vier Fingern der rechten Hand den linken Daumen, und berühren Sie mit dem rechten Dauen den gestreckten Mittelfinger der linken Hand. Zusammen ähneln beide Hände nun einem Muschelhorn. Die Mudra kann dreimal täglich jeweils 15 Minuten lang

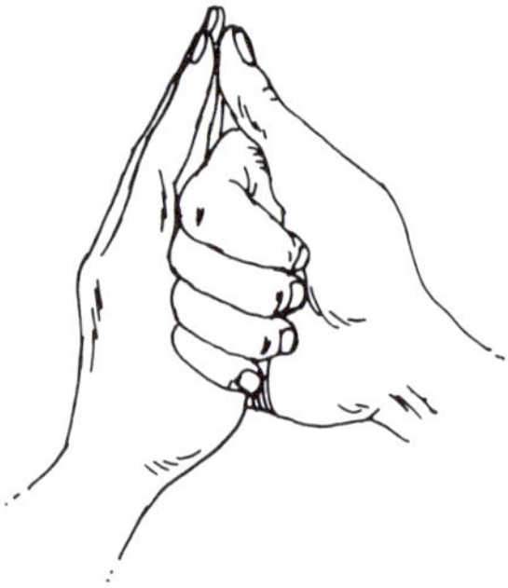

praktiziert werden. Halten Sie die Hände vor Ihr Brustbein, und singen Sie dabei *Om*.

Die Mudra ist sehr gut bei Halsproblemen. Mudras werden heutzutage zwar auf der ganzen Welt praktiziert und haben sich in vielen Schulen für Selbstentwicklung und geistiges Wachstum etabliert. Interessant ist aber, dass man ihren indischen Ursprüngen meist nicht entkommen kann. Die *Shank-Mudra* ist hierfür ein offenkundiges Beispiel.

### Surabhi-Mudra

Diese Mudra mag etwas kompliziert erscheinen, so geht sie: Der kleine Finger der linken Hand berührt den Ringfinger der rechten Hand, während der kleine Finger der rechten Hand den Ringfinger der linken Hand berührt. Außerdem berührt jeweils der Mittelfinger den Zeigefinger der anderen Hand. Die

Daumen sind gestreckt. Diese Mudra kann dreimal täglich für jeweils 15 Minuten ausgeführt werden. Sie soll ein wirksames Mittel gegen Rheuma sein.

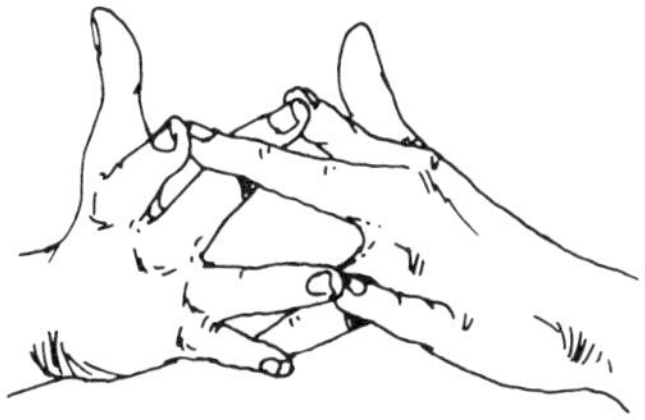

### Vayu-Mudra

*Vayu* bedeutet Wind, und diese Mudra ist eigens dafür bestimmt, Blähungen zu beseitigen. Es soll fast sofort wirken. Sobald das Problem beseitigt ist, sollte die Mudra aufgelöst werden. Falls der Zustand chronisch ist, sollte die Mudra dreimal täglich 15 Minuten lang ausgeführt werden.

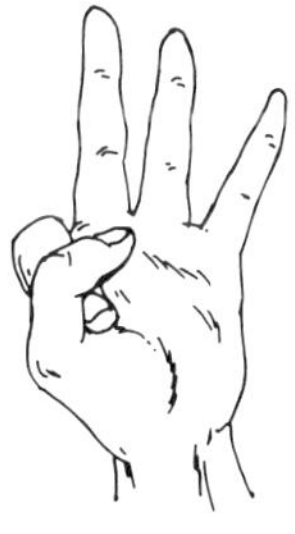

Beugen Sie für die *Vayu-Mudra* den Zeigefinger jeder Hand, bis seine Spitze den Daumenballen berührt. Drücken Sie dann den Daumen leicht auf den Zeigefinger. Die anderen drei Finger sind gestreckt und entspannt.

### Shunya-Mudra

Der Mittelfinger wird gebeugt, bis er den Daumenballen berührt. Drücken Sie dann mit dem Daumen leicht auf den Mittelfinger. Die anderen Finger bleiben entspannt und gestreckt. Diese Mudra sollte mit beiden Händen ausgeführt werden. Sie ist besonders gut bei Ohr- und Gehörproblemen und kann dreimal täglich 15 Minuten lang praktiziert werden.

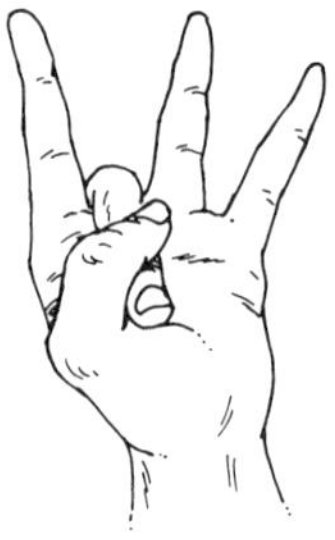

### Prithvi-Mudra

Die Spitze des Daumens wird mit leichtem Druck auf die Spitze des Ringfingers gelegt. Die anderen drei

Finger sind entspannt und gestreckt. Die Mudra kann mit beiden Händen dreimal täglich jeweils etwa 15 Minuten lang ausgeführt werden.

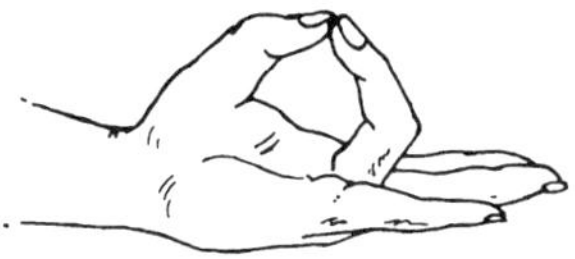

Diese Mudra aktiviert das *Wurzelchakra*, das unsere Lebensenergie und Urkraft beherbergt und die unerlässlich ist für ein erfolgreiches Leben. Eine hohe Lebensenergie ist genauso sichtbar wie eine erschöpfte, und eine gute Lebensenergie optimiert das körperliche Potenzial, so dass man seine physischen und metaphysischen Ziele gleichermaßen verwirklichen kann. Wenn die Lebensenergie abfällt, fühlt man sich körperlich und seelisch ausgelaugt; kranke Menschen sind ein gutes Beispiel für eine niedrige Lebensenergie. Für ein erfülltes Leben ist es unentbehrlich, Energiedefizite abzuwehren, und hierzu ist die *Prithvi-Mudra* das ideale Mittel.

### Varuna-Mudra

Diese Mudra ist sehr gut geeignet, um übermäßigen Schleim loszuwerden, der sich in Magen oder Lungen angesammelt hat. Erhöhte Mengen an Schleim werden normalerweise mit überreizten Nerven assoziiert sowie mit Menschen, die zu verantwortungsbewusst sind. In ihrer Wahrnehmung werden sie mit Aufgaben überfrachtet, was sich bei ihnen in Form von Schleimansammlungen im Körper manifestiert.

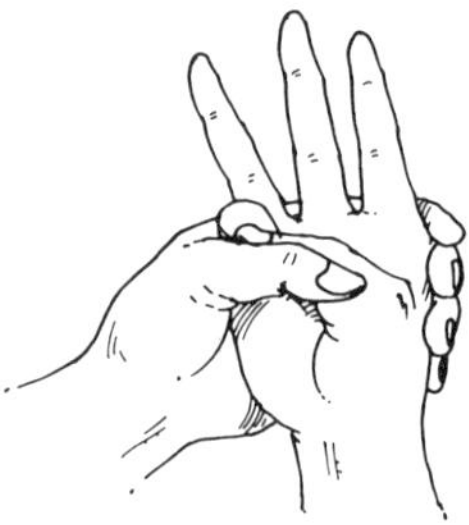

Beugen Sie für diese Mudra den kleinen Finger der rechten Hand, bis die Fingerspitze den rechten Daumenballen berührt. Legen Sie dann den rechten Daumen darauf. Drücken Sie mit dem linken Daumen leicht auf den kleinen Finger und den Daumen, während die linke Hand die rechte sanft von unten umschließt, so dass sie die Rückseite der rechten Hand bedeckt.

## Budhi-Mudra

Der menschliche Körper besteht zu mehr als 80 Prozent* aus Wasser, und es ist unerlässlich, den eigenen Wasserhaushalt immer konstant zu halten. Wie viel Wasser oder Flüssigkeit jemand braucht, ist sehr unterschiedlich, so dass man hier keine allgemeine Regel aufstellen kann, es ist jedoch immer ratsam, mindestens zehn Gläser Wasser pro Tag zu trinken. Mehr Wasser zu trinken schadet nicht, und es ist immer besser, zu viel als zu wenig zu trinken. Es gibt ja sogar die berühmte Wasserkur, bei der man zu vorgeschriebenen Zeiten am Tag enorme Mengen Wasser trinken soll. Letzten Endes ist Wasser für den menschlichen Körper lebenswichtig, daran gibt es nichts zu rütteln. Auch die einzelnen Mondphasen haben Einfluss auf den Wasserhaushalt des Körpers.

Wasser birgt eine enorme Energie in sich, doch Wasser ist nicht gleich Wasser, sondern seine Quelle oder sein Behältnis sind sehr wichtig. Studien haben gezeigt, dass Wassermoleküle sich abhängig von Faktoren wie Geografie, Klima, Kriegen, Seuchen, Epidemien, Armut, Leiden, Glück und zahlreichen anderen

---

* *Um die Übersetzung so nah wie möglich am Original zu halten, haben wir diese Passage nicht korrigiert. Wir sind uns jedoch bewusst, dass die meisten anderen Quellen von nur etwa 70 Prozent Wasseranteil sprechen. (Anm. d. Lek.)*

Umständen in ihrer Energie unterscheiden. Selbst die Stimmung der Bevölkerung beeinflusst die Qualität des Trinkwassers in unseren Städten, und deshalb ist Kochen und Filtern so wichtig. Die Qualität sowie die Menge des Wassers, das wir in unserem Leben verbrauchen, sind also äußerst wichtig.

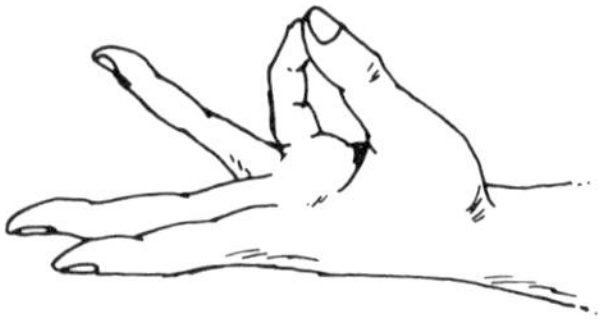

Die *Budhi-Mudra* hilft, den Wasserhaushalt im Körper im Gleichgewicht zu halten. Dafür wird die Spitze des Daumens auf den kleinen Finger gelegt, während die anderen Finger entspannt und gestreckt bleiben. Führen Sie diese Mudra mit jeder Hand durch. Sie kann dreimal täglich jeweils 15 Minuten lang ausgeführt werden.

### Apan-Vayu-Mudra

Diese Mudra wird der "Lebensretter" genannt und ist Erste Hilfe bei Herzinfarkten. Mudras sind äußerst gesundheitsfördernd. Daran besteht gar kein Zweifel. Für jedes denkbare Problem gibt es eine Mudra, die Heilung möglich macht. *Es ist jedoch **Vorsicht** geboten: Falls Sie an einer Krankheit leiden, halten Sie sich* *bitte an die Empfehlungen Ihres Arztes.* Bitte verwenden Sie Mudras nicht als Ersatz für eine medizinische Behandlung. Bei Herzproblemen ist dies besonders wichtig! Blähungen, Ohrenschmerzen und eine verringerte Lebensenergie sind nicht direkt tödlich, aber wenn es um empfindliche Organe wie das Herz geht, verlassen Sie sich bitte nicht allein auf Mudras. Hören Sie auf den Rat Ihres Arztes, und üben Sie die Mudra begleitend zu der notwendigen medizinischen Behandlung, entweder als Prävention oder zur Linderung.

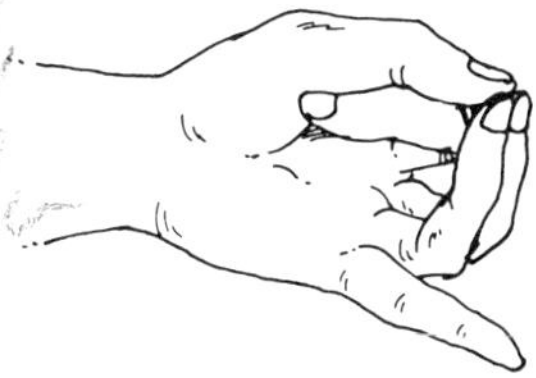

Wenn ein Mensch Herzbeschwerden hat, kann er diese lindern, indem er das *Vayu Tatva* (das Luftelement, Anm. d. Übers.) und das *Apan Vayu* (das Erdelement, Anm. d. Übers.) in seinem Körper verringert. Das kann er mit der *Apan-Vayu-Mudra* tun. Hierzu wird der Zeigefinger auf den Daumenhügel gebracht, während die Spitzen von Mittel- und Ringfinger auf die Spitze des Daumens gelegt werden. Der kleine Finger ist entspannt und gestreckt. Die Mudra kann mit jeder Hand ausgeführt werden. Sie kann dreimal täglich jeweils 15 Minuten lang praktiziert werden oder bis man ihre Wirkung spürt.

Diese Mudra soll bei Notfällen eine sofortige Wirkung haben. Sie kann auch eine Zeit lang benutzt werden, um das Herz zu stärken. Aber wie bereits erwähnt, sind Mudras **KEIN Ersatz für eine medizinische Behandlung!**

### Rücken-Mudra

Diese Mudra ist hervorragend gegen Rückenschmerzen geeignet. Für Rückenschmerzen gibt es viele Ursachen, und Stress gehört sicherlich dazu, er ist sogar eine der Hauptursachen. Die Mudra wird mit beiden Händen ausgeführt. Daumen, Mittelfinger und kleiner Finger der rechten Hand berühren sich, Zeige- und Ringfinger sind entspannt und gestreckt. Drücken Sie das Daumengelenk der linken Hand auf den Nagel des linken Zeigefingers. Die Mudra kann viermal täglich jeweils vier Minuten lang praktiziert werden.

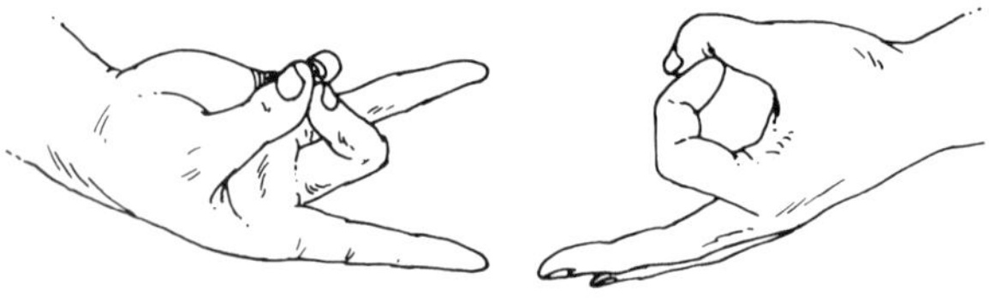

*rechts* *links*

## Kubera-Mudra

Diese Mudra ist dem Gott des Reichtums gewidmet. Man verwendet dafür drei Finger - die Spitzen von Daumen, Zeigefinger und Mittelfinger werden zusammengeführt. Die beiden anderen Finger sind gebeugt und liegen in der Handmitte. Die Mudra sollte mit jeder Hand ausgeführt werden.

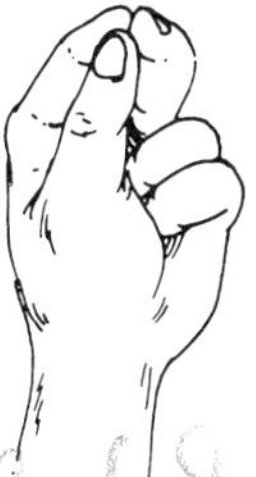

Diese Mudra ist ziemlich außergewöhnlich. Die drei verwendeten Finger verkörpern Mars, Jupiter und Saturn. Mars (Daumen) steht für Ungestüm, Jupiter (Zeigefinger) für Pracht und Saturn (Mittelfinger) für die Konzentration aufs Wesentliche. Wenn diese drei Finger zusammenkommen und dies noch von intensiven Gedanken begleitet wird, verstärkt sich die Wirkung.

Diese Mudra ist nicht nur gut, um zu Geld zu kommen, sondern sie kann für ganz verschiedene Ziele verwendet werden. Wenn Sie etwas ganz dringend brauchen, konzentrieren Sie sich darauf, visualisieren

Sie es und führen Sie die *Kubera-Mudra* aus. Es ist, als würde man neue Kraft in sich wecken. Fassen Sie Ihren Wunsch in Worte, und wenn er hilfreich für Sie und Ihre Welt ist, bitten Sie mit einer positiven Einstellung um das, was Sie brauchen. Drücken Sie dabei die Finger zusammen. Seien Sie bejahend, ehrlich und positiv. Die *Kubera-Mudra* macht die Stirnhöhlen frei.

## Kundalini-Mudra

Die Traditionalisten mögen bis zum Gehtnichtmehr darüber streiten, aber es ist medizinisch bewiesen und steht außer Frage, dass guter Sex unerlässlich für das persönliche Wohlbefinden ist. Ein Orgasmus mit einem Partner, der zu einem passt, ist der irdische Akt, der uns dem inneren Heiligtum unverfälschter

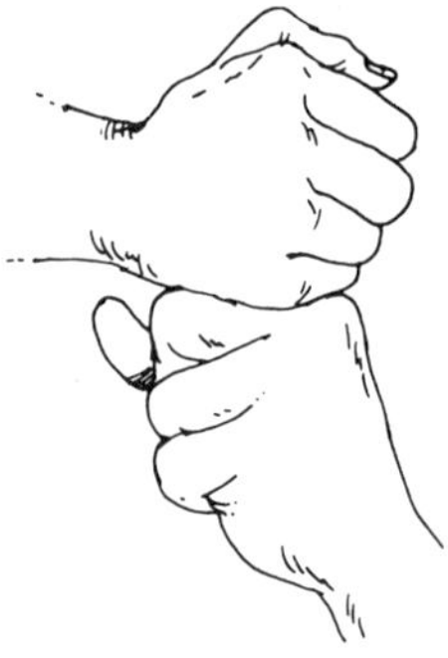

Freude am nächsten bringen kann. Der Moment des Höhepunktes ist, wie wir alle wissen, ein Moment reiner Seligkeit, und ein Hauch von Ekstase bleibt noch lange nach dem Akt in uns zurück. Guter, regelmäßiger Sex hängt von mehreren Faktoren ab wie gute Gesundheit, richtige Ernährung, Freiheit von Stress und Sorgen und, das Wichtigste, einem einfühlsamen Partner. Die richtige Umgebung und anderes Beiwerk wie gute Musik, anregende Düfte usw. können ebenfalls dazu beitragen. Aber ein gutes Sexleben bedeutet ein Leben in Gesundheit und Glück. Die sexuelle Lust sollte man genießen. Punkt. Mit oder ohne Partner. Die Sexualsekrete haben eine reinigende Funktion, und wenn Sie die Bedürfnisse des Körpers akzeptieren und ihnen nachgeben, strahlen Sie vollkommene Gelassenheit aus. Viele Yoga-Schulen und sogar die Kampfkünste bestätigen die immense, ursprüngliche Kraft der menschlichen Sexualenergie. Sie ist das Gefäß für Regeneration und Kreativität, eine Kraft, die mächtiger ist als die Kernspaltung. Sie zu optimieren ist wichtig für ein erfülltes Leben.

Die *Kundalini-Mudra* wird mit der sexuellen Kraft assoziiert, die erweckt werden muss. Dabei geht es um die Vereinigung des Männlichen und des Weiblichen. Für diese Mudra formen beide Hände eine lockere Faust. Strecken Sie nun den linken Zeigefinger von unten in die rechte Faust, und legen Sie ihn auf den rechten Daumenballen. Die anderen Finger der rechten Hand bedecken den Finger von oben – wie ein weicher und angenehmer, fleischiger Handschuh für den linken Zeigefinger. Halten Sie diese Mudra so niedrig wie möglich vor dem Bauch. Führen Sie sie dreimal täglich jeweils 15 Minuten lang aus.

## Ksepana-Mudra

Diese Mudra regt die Ausscheidung durch den Dickdarm, die Haut und die Lungen an. Sie hilft, Spannungen aller Art abzubauen. Da wir in unserem Leben ständig mit anderen Menschen zu tun haben (besonders in überbevölkerten Ländern wie Indien kann man dem nicht entkommen), empfangen wir alle möglichen Energien, die negativ und schädlich sein können. Privatsphäre und Alleinsein sind aber überaus wichtig. Ohne sie können wir lebenswichtiger Energie

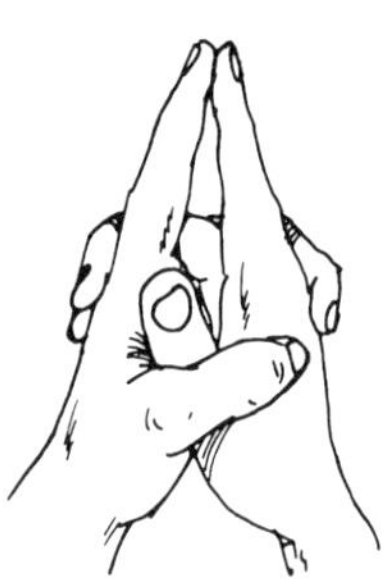

beraubt werden, fast als würden uns lebenswichtige Nährstoffe vorenthalten werden. Das kann uns schwächen, und unser Immunsystem kann von den ständigen, unverminderten Angriffen negativer Energie Schaden nehmen. Nichtsdestotrotz wird in Städten wie Mumbai, das unter ständigem Adrenalineinfluss zu stehen scheint, den wenigsten Menschen der Luxus zuteil, einfach die Tür vor dem Lärm der Außenwelt zuzumachen.

Für diese Mudra werden die Zeigefinger beider Hände senkrecht gegeneinander gelegt. Die anderen Finger werden verschränkt, so dass die Finger auf dem Handrücken der anderen Hand liegen. Die Daumen werden eng überkreuzt und jeweils in die Mulde des anderen Daumens gelegt. Die Zeigefinger berühren sich nur an der Spitze, ansonsten liegt ein kleiner Abstand dazwischen. Wenn Sie sitzen, sind Ihre Zeigefinger zur Erde gerichtet, wenn Sie liegen, zeigen sie zu den Füßen. Die Hände sind dabei entspannt.

Die *Ksepana-Mudra* sollte sieben bis 15 Atemzüge lang gehalten werden, wobei man sich auf die Ausatmung konzentriert. Dann werden die Hände mit nach oben gerichteten Handflächen auf die Oberschenkel gelegt.

## Rudra-Mudra

Die Spitzen von Daumen, Zeige- und Ringfinger werden zusammengeführt. Der Mittelfinger und der kleine Finger sind entspannt und gestreckt. Führen Sie die Mudra mit beiden Händen drei- bis sechsmal täglich jeweils etwa fünf Minuten lang aus. Die *Rudra-Mudra* stärkt das Erdelement und seine Organe. Sie ist ein gutes Mittel gegen Schwäche.

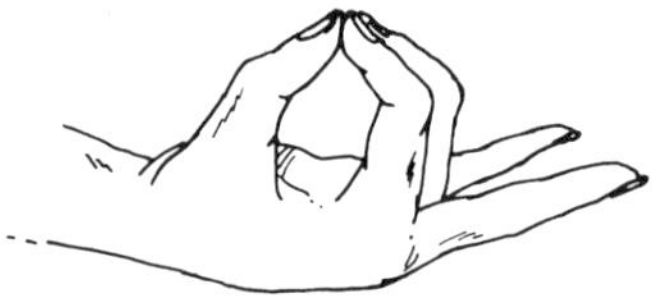

## Garuda-Mudra

*Garuda* ist der mystische Vogel, auf dem *Vishnu* in der hinduistischen Mythologie reitet. Er ist ein großer und mächtiger Vogel und der König der Lüfte.

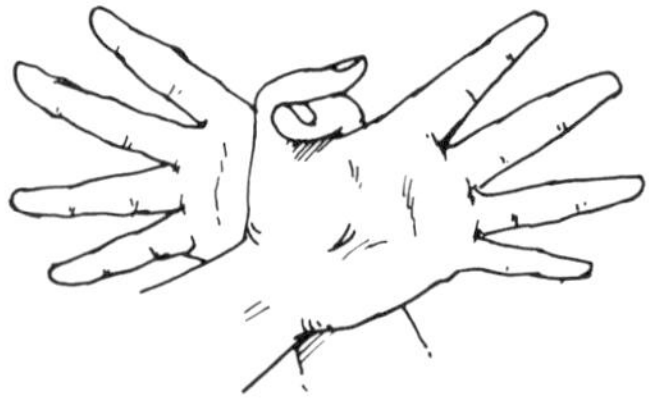

Diese Mudra aktiviert die Durchblutung und den Kreislauf. Außerdem hilft sie gegen Erschöpfung.

Verschränken Sie für diese Mudra die Daumen, und legen Sie die Hände an Ihren Unterbauch, wobei mit nach innen gerichteten Handflächen die rechte Hand auf der linken liegt. Bleiben Sie etwa zehn Atemzüge lang in dieser Haltung, und lassen Sie Ihre Hände dann zum Bauchnabel hinaufgleiten. Verharren Sie auch dort wieder zehn Atemzüge lang. Legen Sie Ihre Hände dann an die Magengrube, und halten Sie sie dort ebenfalls wieder zehn Atemzüge lang. Danach legen Sie die linke Hand auf Ihr Brustbein, drehen die Hände in Richtung Ihrer Schultern und breiten die Finger aus. Machen Sie diese Mudra dreimal täglich jeweils vier Minuten lang.

## Suchi-Mudra

Um gesund zu bleiben, ist eine tägliche, gute Ausscheidung unerlässlich. Beim Weiterlesen werden Sie feststellen, dass die Ausscheidung ein wichtiger Prozess in der Heilung von Körper und Geist ist. Er ist nicht nur auf den Körper beschränkt, denn die Reinigung ist auch für Geist, Seele und Bewusstsein von wesentlicher Bedeutung; der Heilprozess verläuft immer mehrgleisig.

Anhaltende Verstopfung führt, von den Beschwerden einmal abgesehen, zu mehreren anderen medizinischen

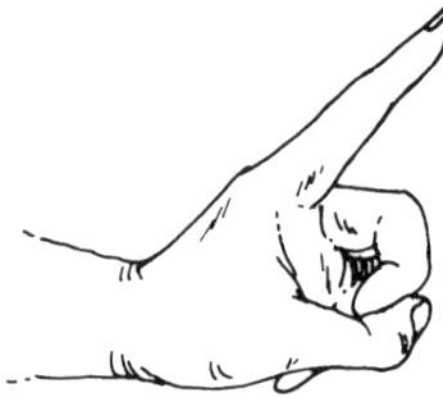

Problemen. Magen-Darm-Beschwerden werden durch Stress verursacht, und ohne eine tägliche, gute Ausscheidung erhöht sich der Stress und kann weitere medizinische und emotionale Probleme nach sich ziehen, und schon befindet man sich in einem Teufelskreis. Auch im Yoga ist die Reinigung des Darms von grundlegender Bedeutung.

Ballen Sie für diese Mudra Ihre Hände zur Faust, und halten Sie sie vor den Brustkorb. Atmen Sie ein, strecken Sie den rechten Arm nach rechts aus und zeigen Sie mit dem Zeigefinger nach oben. Gleichzeitig strecken Sie den linken Arm nach links aus. Verbleiben Sie sechs Atemzüge lang in dieser Position, und kehren Sie dann in die Ausgangshaltung zurück. Wiederholen Sie die Übung sechsmal auf jeder Seite. Falls die Verstopfung schwerwiegend ist, führen Sie die Mudra viermal täglich aus. Bei weniger schwerer Verstopfung wiederholen Sie sie morgens und mittags sechs- bis 12-mal.

## Mushti-Mudra

Diese Mudra kann auch zusätzlich zu der vorgenannten Mudra praktiziert werden, da sie ebenfalls verdauungsfördernd ist und gegen Verstopfung wirkt. Beugen Sie für diese Mudra die Finger nach innen, und legen Sie den Daumen über den Ringfinger, als ob sie eine Faust bilden würden. Führen Sie die Mudra mit beiden Händen aus. Praktizieren Sie die Mudra dreimal täglich jeweils 15 Minuten lang.

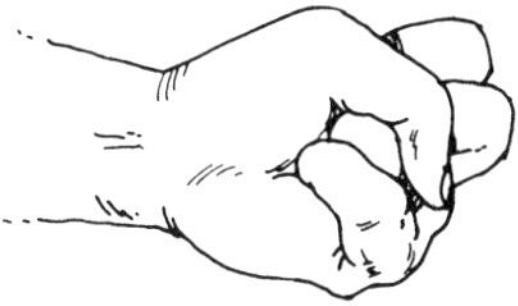

## Matangi-Mudra

Falten Sie für diese Mudra die Hände vor Ihrem Solarplexus. Die Finger sind verschränkt, die Mittelfinger

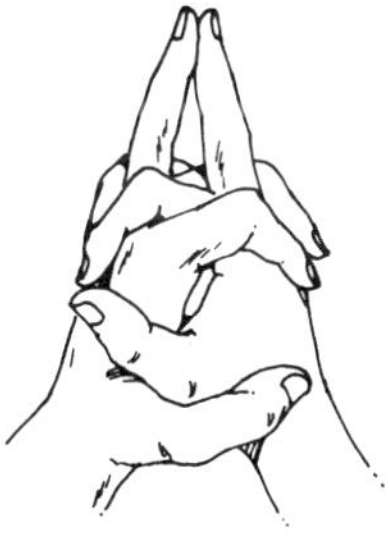

stehen sich gegenüber und berühren sich. Sie werden jedoch nicht eng zusammengehalten, sondern es ist noch ein Zwischenraum zu sehen. Führen Sie diese Mudra dreimal täglich vier Minuten lang aus. Sie stärkt den Atemimpuls im Solarplexus.

### Hakini-Mudra

Dies ist eine sehr interessante und wichtige Mudra, die an jedem Ort und zu jeder Zeit geübt werden kann. Die Fingerspitzen beider Hände sind gegeneinandergedrückt, der Blick ist nach oben gerichtet, die Zungenspitze wird beim Einatmen an den Gaumen gehalten, und beim Ausatmen lässt man die Zunge wieder hinabfallen. Nehmen Sie dann einen tiefen Atemzug. Diese Mudra unterstützt das Gedächtnis.

Unwissentlich ist diese Mudra recht populär. Menschen setzen sich oft gedankenverloren mit den Händen vor sich und den Fingerspitzen aneinander hin, als würden sie über etwas nachsinnen.

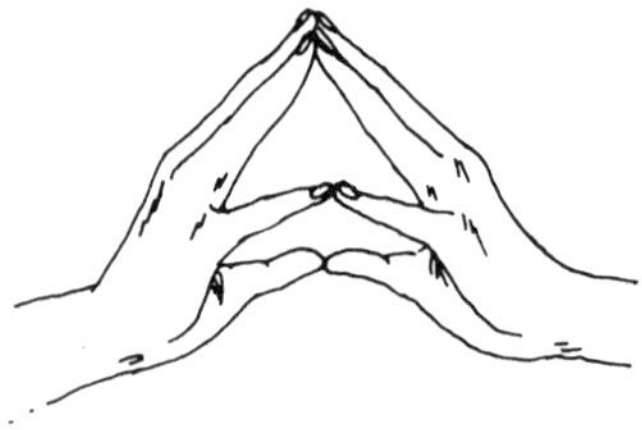

## Tse-Mudra

Legen Sie für diese Mudra beide Hände auf die Oberschenkel und die Daumenspitze auf die Wurzel des kleinen Fingers. Umschließen Sie mit den anderen vier Fingern Ihre Daumen, und atmen Sie dabei langsam ein. Halten Sie eine Zeit lang den Atem an. Atmen Sie dann langsam aus, und halten Sie dabei die Bauchdecke zurück. Öffnen Sie nun die Hände, und stellen Sie sich vor, dass alle Sorgen Ihren Körper verlassen. Wiederholen Sie dies mindestens siebenmal. Dies ist eine gute Mudra, um mit Depressionen umzugehen.

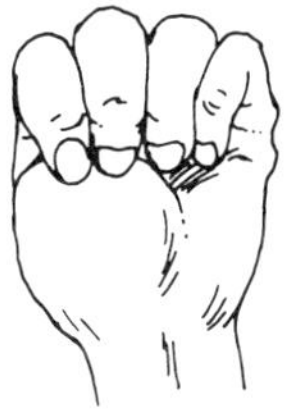

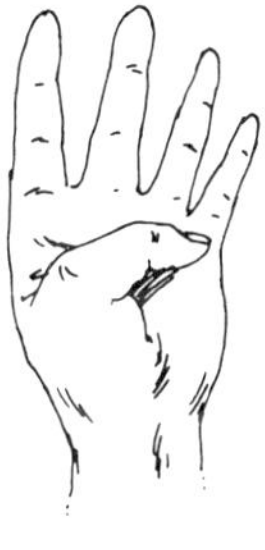

## Mahasirs-Mudra

Hierfür berühren sich die Spitzen von Daumen, Zeigefinger und Mittelfinger. Strecken Sie den kleinen Finger, und legen Sie den Ringfinger in die Daumenfalte. Machen Sie dies mit jeder Hand dreimal

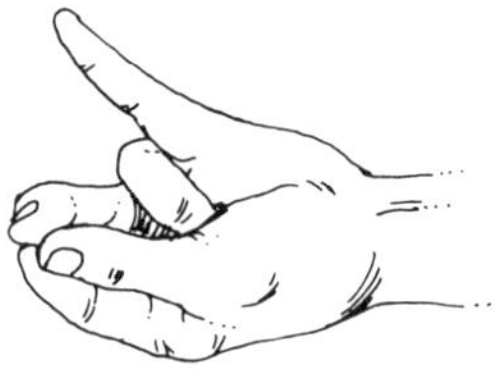

täglich jeweils sechs Minuten lang. Diese Mudra ist gut gegen Kopfschmerzen. Sie befreit zudem von Spannungen und beseitigt Schleimansammlungen in den Stirnhöhlen.

### Vajra-Mudra

Mittelfinger, Ringfinger und kleiner Finger werden gebeugt und zusammengehalten, während der Daumen auf die Seite des Mittelfingernagels drückt. Der Zeigefinger ist entspannt und gestreckt. Machen Sie dies mit jeder Hand dreimal täglich jeweils fünf Minuten lang. Diese Mudra regt den Kreislauf an.

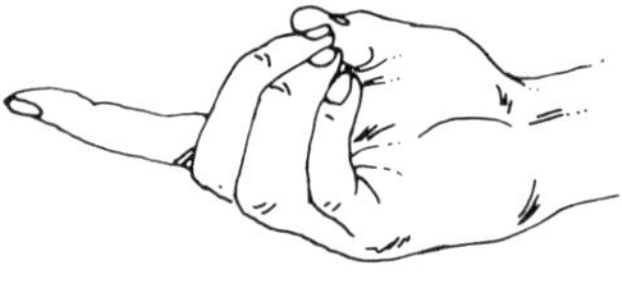

## Bhramara-Mudra

Legen Sie für diese Mudra den Zeigefinger in die Daumenfalte und die Daumenspitze an die Seite des Mittelfingernagels. Ringfinger und kleiner Finger sind entspannt und gestreckt. Machen Sie dies mit jeder Hand. Die Mudra kann viermal täglich jeweils sieben Minuten lang ausgeführt werden. Sie ist gut bei Allergien.

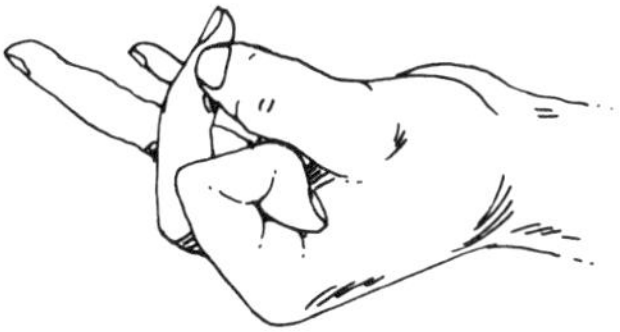

## Uttarabodhi-Mudra

Beide Hände werden vor den Solarplexus gehalten. Zeigefinger und Daumen beider Hände liegen

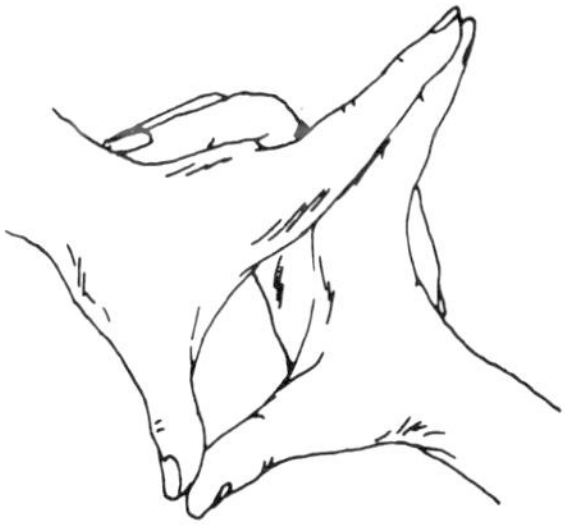

aneinander. Die Zeigefinger zeigen nach oben, die Daumen nach unten. Die Mudra kann so lange wie gewünscht gehalten werden. Sie erfrischt das ganze System und lädt es mit neuer Energie auf.

### Entgiftungs-Mudra

Diese Mudra wird mit beiden Händen ausgeführt. Legen Sie hierzu jeden Daumen auf die Innenkante des dritten Gelenks des Ringfingers. Alle anderen Finger sind entspannt und gestreckt. Die Mudra hilft, das ganze System zu entgiften, was überaus wichtig ist, wenn man bedenkt, wie viel physischer und auch emotionaler Müll sich mit der Zeit darin ansammelt.

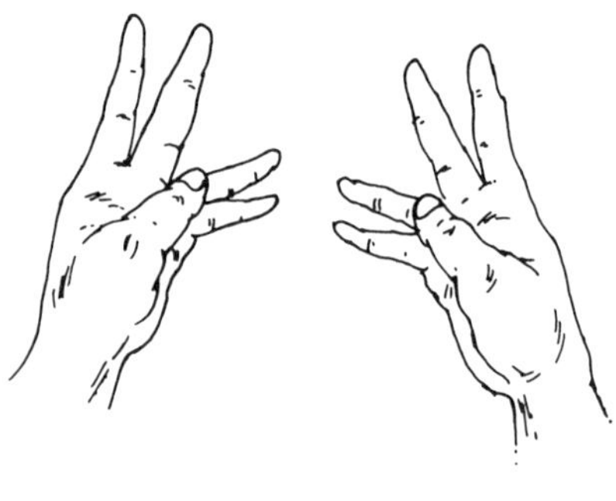

Die Entgiftung ist ein umfassender Prozess der Hausreinigung und ist unbedingt notwendig; der Müll muss entsorgt werden, und wir müssen mehr Raum für mehr positive Energie schaffen, die die Leerräume von Körper und Geist füllen kann und sollte. Die Entgiftung ist ein ganzheitlicher Prozess und muss regelmäßig durchgeführt werden.

Dabei ist der Geist ein mächtiger Verbündeter. Ich wiederhole: Der Geist spielt eine wesentliche Rolle im Heilungsprozess, denn dies gilt für alle Mudras. Sie müssen glauben, dass es funktioniert, und Sie müssen an sich selbst arbeiten, damit positive Veränderungen stattfinden können. Wenn Sie einfach nur die Fingerhaltungen anhand der Anleitungen lernen, können Sie nicht erwarten, dass die Mudras Wunderheilungen vollbringen. Es gibt zahlreiche Selbsthilfebücher auf dem Markt, und wenn Veränderungen im Leben so einfach wären, wäre die Welt fast augenblicklich ein besserer Ort. Alles, was man tun müsste, wäre, ein Buch zu kaufen oder in eine Bücherei zu gehen und sich eins auszuleihen!

Wann immer Sie also diese Mudras praktizieren, gehen Sie in sich, betreten Sie die inneren Winkel des geheimen Ortes, der in uns allen verborgen ist, bitten Sie um Vergebung, lassen Sie die Flut der Heilung Ihr ganzes Wesen überschwemmen, konzentrieren Sie sich auf Ihr Ziel und führen Sie die Mudras aus. Dann befinden Sie sich ganz gewiss auf den ersten Stufen der Gesundung. Es ist ein langer Prozess, und man muss beharrlich bleiben. Alle Reisen ins Innere sind wesentlich tiefgründiger, bedeutsamer und gewiss auch dauerhafter als jegliches Äußere. Und wenn wir mit unserer Seele und unserem Bewusstsein arbeiten, bringt uns nur Beharrlichkeit weiter. Bleiben Sie also dran, mit Zähigkeit und Entschlossenheit.

## Shakti-Mudra

Diese Mudra hat eine beruhigende Wirkung und hilft beim Einschlafen. Legen Sie Ringfinger und kleine Finger aneinander, nicht fest, sondern mit einer Lücke dazwischen. Die beiden anderen Finger sind locker über die Daumen gebeugt, die in der Handfläche liegen. Konzentrieren Sie sich auf Ihre Atmung, und verlangsamen Sie das Ausatmen etwas. Üben Sie diese Mudra dreimal täglich 12 Minuten lang.

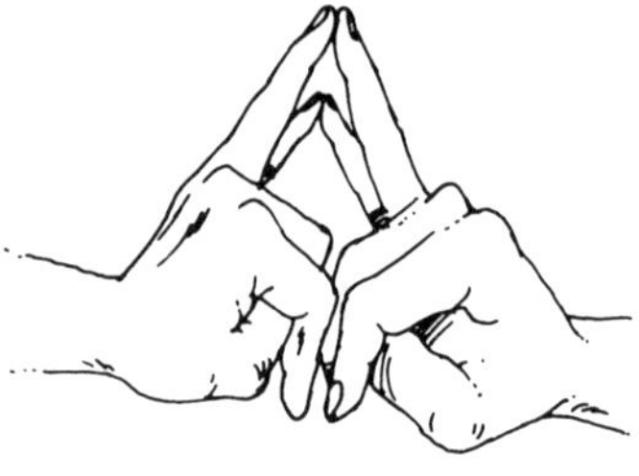

## Maha-Sakral-Mudra

Diese Mudra wird mit beiden Händen ausgeführt. Die Ringfinger beider Hände berühren sich, die kleinen Finger liegen auf den Daumen. Halten Sie diese Position zehn Atemzüge lang. Legen Sie nun die Fingerkuppen der kleinen Finger aneinander und den Ringfinger jeweils auf den Daumen. Zehn Atemzüge lang halten. Diese Mudra kann dreimal täglich sieben Minuten lang praktiziert werden. Sie ist gut gegen Beschwerden im Unterbauch. Während der Menstruation kann sie Schmerzen lindern, und sie wirkt auch gegen Blasen- und Prostataprobleme.

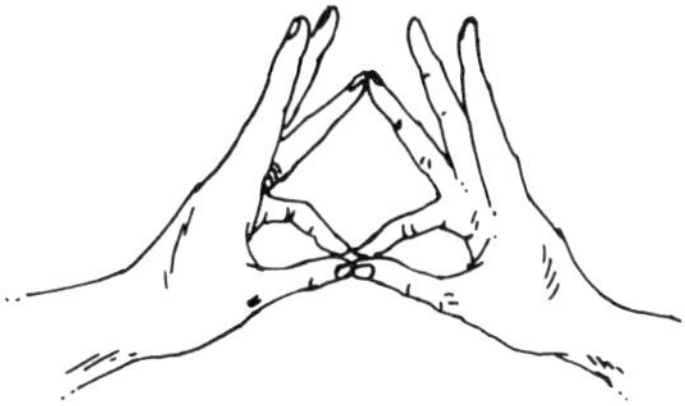

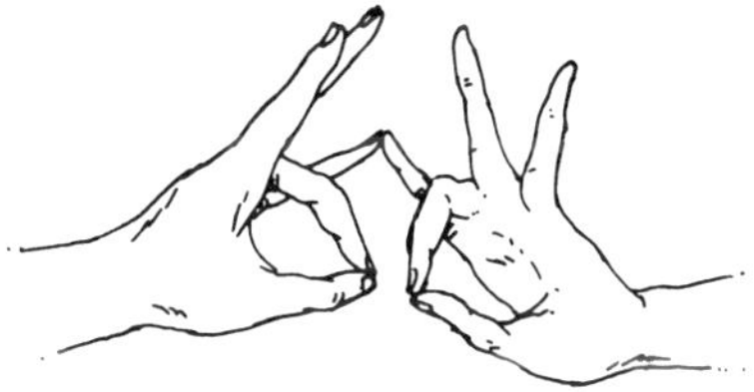

### Makara-Mudra

Dies ist die Krokodil-Mudra. Legen Sie eine Hand in die andere, strecken Sie den Daumen der unteren

Hand durch den kleinen Finger und Ringfinger der anderen Hand und legen Sie ihn in die Mitte der Handfläche der oberen Hand. Der Daumen und die Spitze des Ringfingers dieser Hand berühren sich. Diese Mudra kann dreimal täglich etwa zehn Minuten lang geübt werden. Sie aktiviert die Nierenenergie und zapft Ihre Kraftreserven an.

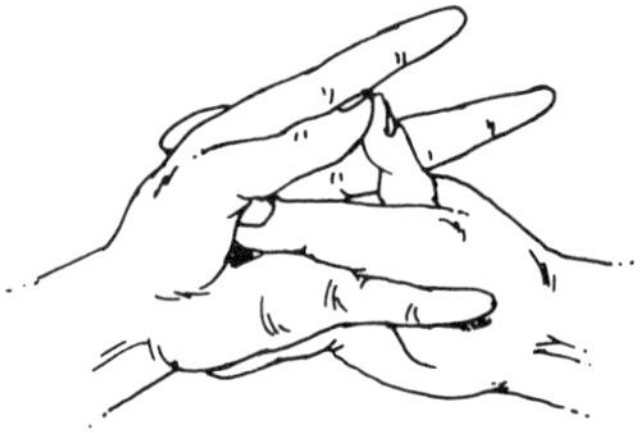

## Mukula-Mudra

Einfach, aber wirksam: Formen Sie mit der Hand eine Schale. Legen Sie vier Finger auf den Daumen. Ihre Hand ähnelt nun einem Kegel. Halten Sie sie an den Körperteil, der mehr Energie braucht. Diese

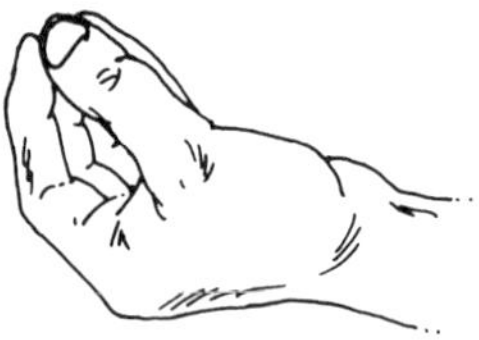

Mudra kann mit beiden Händen fünfmal täglich fünf Minuten lang ausgeführt werden.

Die Mudra wird an das Organ oder den Körperteil gehalten, der schmerzt oder verspannt ist, es ist ähnlich wie wenn man Energie in einen bestimmten Bereich lenkt. Die Organe stehen mit bestimmten Körperteilen in Verbindung. Halten Sie die Mudra an die richtige Stelle, und Sie fühlen sich sofort regeneriert. Sie wirkt wie eine starke Konzentration heilender Energie, wie ein Laser- oder Lichtstrahl, der auf den betroffenen Bereich gerichtet wird. Diese Mudra kann ein wirksames Heilmittel sein.

## Gelenk-Mudra

Wie der Name schon sagt, ist diese Mudra sehr gut für die Gelenke. Sie sollte mit beiden Händen ausgeführt werden. Legen Sie Daumen und Ringfinger der rechten Hand und Daumen und Mittelfinger der linken Hand zusammen. Die Mudra kann viermal

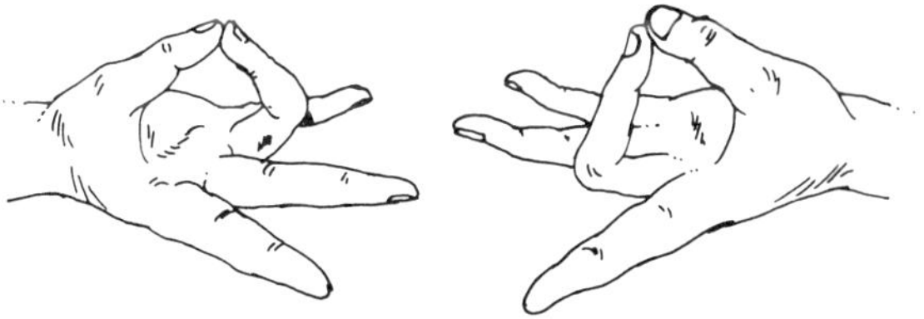

*rechts* *links*

täglich jeweils 15 Minuten lang geübt werden. Sie bringt die Energie in den Gelenken ins Gleichgewicht und ist überaus wirksam.

### Kalesvara-Mudra

Diese Mudra beruhigt den Geist. Sie ist sehr machtvoll, kann Charakterzüge ändern und beseitigt Suchtverhalten. Sie kann 20 Minuten täglich praktiziert werden. Für diese Mudra berühren sich die Spitzen der Mittelfinger beider Hände. Die ersten beiden Gelenke der Zeigefinger und die Daumen liegen aneinander. Der kleine Finger und der Ringfinger sind nach innen gebogen. Die Daumen zeigen zum Brustkorb, die Ellbogen sind nach außen gespreizt. Atmen Sie langsam etwa zehn Minuten lang ein und aus. Beobachten Sie Ihren Atem, und verlängern Sie langsam die Pausen nach der Ein- und Ausatmung.

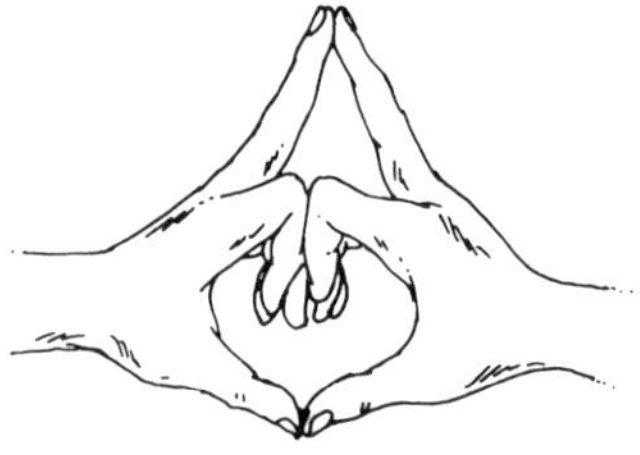

## Shiva Linga

In der indischen Mythologie ist *Shiva* der Zerstörer, der Raum für einen Neuanfang schafft. Solange etwas nicht stirbt, kann etwas anderes nicht geboren werden. Die Natur, der Inbegriff des Lebens, ist voller Enden und Anfänge. *Shiva Linga* oder *Shivas* Phallus ist die männliche Kraft und das Symbol von Zerstörung und Regeneration.

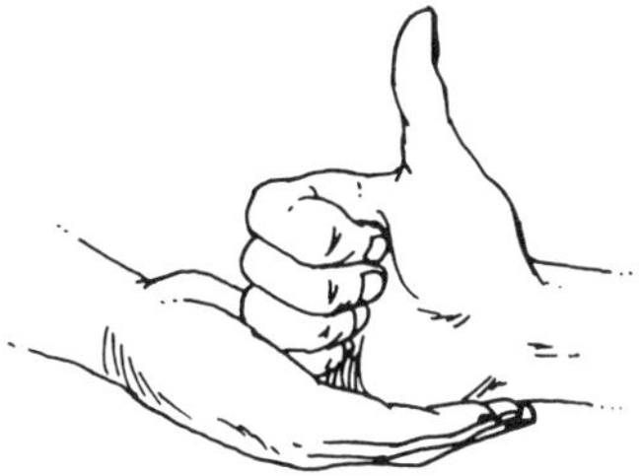

Legen Sie für diese Mudra die rechte Hand mit nach oben gestrecktem Daumen auf die linke Hand. Die linke Hand ist wie eine feste Schale, die Finger werden zusammengehalten. Beide Hände befinden sich auf der Höhe des Bauches, die Ellbogen zeigen nach außen und leicht nach vorn. Die rechte Hand ist wie eine Faust, deren nach oben gerichteter Daumen in der Schale der linken Hand geborgen liegt.

Diese Mudra kann zweimal täglich jeweils vier Minuten oder länger geübt werden. Sie regeneriert und besitzt große Heilkraft.

## Jnana-Mudra und Kinn-Mudra

Legen Sie für diese Mudra die Spitze des Daumens auf die Spitze des Zeigefingers, die anderen Finger bleiben entspannt und gestreckt. Halten Sie die Mudra mit beiden Händen, und legen Sie sie entspannt auf den Oberschenkel. Wenn die Finger nach oben zeigen, handelt es sich um die *Jnana-Mudra*, wenn sie nach unten zeigen, ist es die *Kinn-Mudra*.

Diese Mudra kann auf zwei Arten praktiziert werden. Bei der ersten Methode berühren sich die Spitzen von Daumen und Zeigefinger. Bei der zweiten Methode berührt die Spitze des Zeigefingers mit leichtem Druck das erste Daumengelenk. Beide Methoden sind in ihrer Art unterschiedlich. Die erste ist die passive, empfangende Haltung, die zweite ist eine aktive, gebende Haltung.

Diese Mudras haben eine große Wirkung auf mehreren Ebenen. Sie kommen weltweit in mehreren Religionen vor. Sie sind sehr gut für die Konzentration und sorgen für einen klaren Kopf.

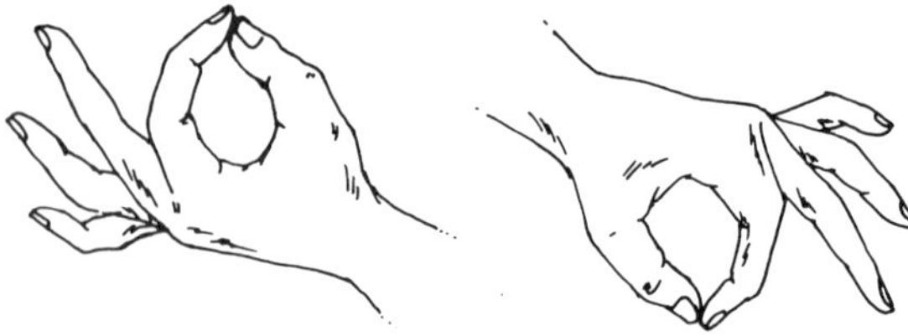

### Dynamische Mudra

Bei der dynamischen Meditation des Osho-Ashrams geht es ganz um Energie und Bewegung. (Wir werden später noch auf Osho, Tantra und Mudras eingehen.) Wie der Name schon sagt, ist diese Meditation dynamisch, und am Ende der Sitzung sind Sie vollkommen entspannt. Sie fühlen sich wie ein neuer Mensch. Sie sind befreit von allem Ballast, es gibt Raum für Neues. Es ist wie ein Frühjahrsputz. Alte Blätter verwelken und fallen ab, und es kommen neue Triebe hervor.

Ich erwähne das, weil Osho die dynamische Meditation weltberühmt gemacht hat und sogar Management Schools sie nach gründlicher wissenschaftlicher Prüfung eingeführt haben. Man muss sie selbst gemacht haben, um die Wirkung zu spüren. Verlorene, verzweifelte, niedergeschlagene Menschen kommen als Sieger aus einer Sitzung hervor. Es ist ein unvergesslicher Anblick. Erwachsene Männer und Frauen, nach jedem Maßstab erfolgreich, aber dennoch auf der Suche nach dem gewissen Etwas, das dem Leben den letzten Schliff verleiht, sind verloren in den Schmerzen der dynamischen Meditation, sie schreien, brüllen, hüpfen, reisen bis zur Erschöpfung und weinen dann wie Babys, sie lassen alles aus ihrem System hervorströmen wie Abfall oder ein altes Knochengerippe. Es ist ein wahrhafter Prozess der Läuterung – er ist überaus wirkungsvoll und erfüllt den

Praktizierenden und den Zuschauer gleichermaßen mit Demut und Dankbarkeit.

Wie wichtig der Reinigungsprozess ist, erfährt man immer wieder in jeder Form der Selbstentwicklung. Selbst im *Vaastu* (alte vedische Wissenschaft der Architektur, Anm. d. Übers.) und im *Feng-Shui* (chinesische Wissenschaft vom Leben in Harmonie mit der Umgebung, Anm. d. Übers.) wird Wert darauf gelegt, dass das *Prana* leicht fließen kann und vermehrt wird. Unordnung im physischen oder metaphysischen Raum behindert den Energiefluss. Die innere Unordnung in unserem alltäglichen Leben muss regelmäßig ausgemerzt werden.

Ganz ähnlich bewegen sich in der Dynamischen Mudra die Finger. Hier zitiere ich nochmals die weltbekannte Yoga-Lehrerin Gertrud Hirschi, deren Veröffentlichungen zu diesem Thema nicht nur großes Wissen widerspiegeln, sondern auch extremes Mitgefühl und außerordentliche Empathie. Lesen Sie etwas von ihr, und Ihre Seele entfaltet sich und ist bereit, nach den Sternen zu greifen. Zur Dynamischen Mudra schreibt sie: "Mit jeder Hand: Bei jedem *Ausatmen* wird eine Fingerspitze an die Daumenspitze gelegt, und beim *Einatmen* werden die Finger wieder gestreckt. Dabei wird ein Silben-Mantra gesprochen."[4)]

Dann geht sie genauer auf das zu verwendende Mantra ein und darauf, wie es eingesetzt wird: "Bei *Saaa* drückt man Daumen und Zeigefinger zusammen, bei *Taaa* Mittelfinger und Daumen, bei *Naaa* Ringfinger und Daumen, bei *Maaa* kleiner Finger und Daumen."

Sie fügt hinzu: "Beim *zweiten* Durchgang wird mit dem Daumen nicht die Fingerspitze, sondern der Fingernagel gedrückt. Beim *dritten* Durchgang wird mit dem Daumen der ganze Finger gedrückt. Die Fingerspitze wird dabei in die Handinnenfläche gedrückt."

Diese Mudra kann täglich bis zu einer halben Stunde lang praktiziert werden. Die Mudra ist zwar dynamisch, atmen Sie jedoch trotzdem langsam und gleichmäßig ein und aus. Diese Mudra ist entspannend für die Nerven.

## Dhyani-Mudra

Dies ist eine Meditationsgeste. Beide Hände liegen wie Schalen im Schoß. Die linke Hand liegt in der rechten, die Daumen berühren sich. Es ist die klassische Meditationshaltung. Die Schalenform der Hände weist darauf hin, dass wir geleert und bereit

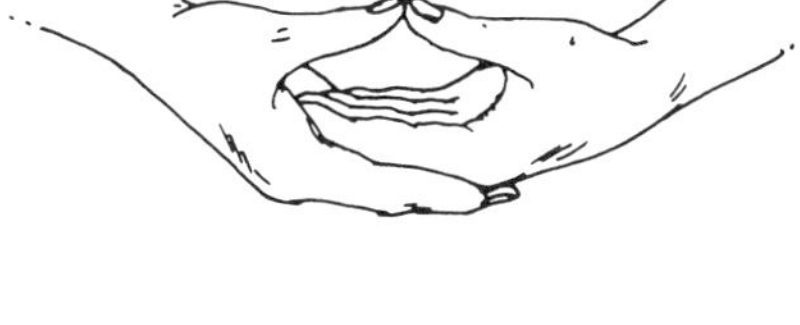

für neue Energie sind. Diese Mudra ist wie eine Unterwerfung. Der Praktizierende sagt damit demütig: "Ich bin bereit zu empfangen."

### Lotus-Mudra

Bringen Sie die Hände zusammen, die Finger sind senkrecht, entspannt und ausgebreitet. Der untere Teil der Handflächen sowie die Kuppen der kleinen Finger und Daumen berühren sich. Wenn die Hände geschlossen sind, ähneln sie der Knospe einer Lotusblüte. Wenn sie geöffnet sind und die Finger sich weit ausbreiten, sieht es aus, als öffne sich die Blüte.

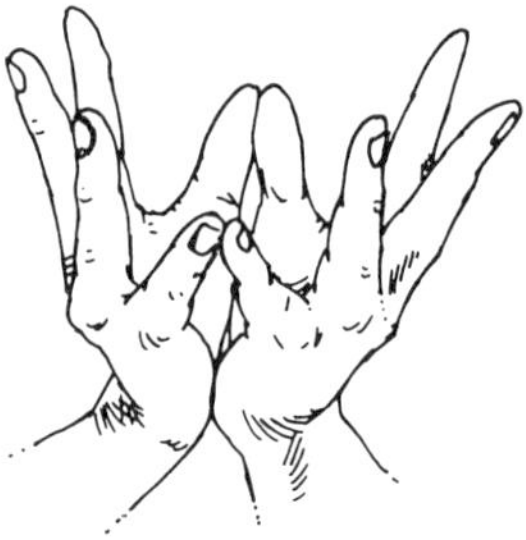

Nehmen Sie vier tiefe Atemzüge, schließen Sie dann die Hände wieder zu einer Knospe und legen Sie die Fingernägel beider Hände aufeinander. Bringen Sie dann die Rückseiten der Finger und dann der Hände zusammen, und lassen Sie die Hände eine Zeit lang ganz entspannt hinabhängen. Bringen Sie die Hände zurück in die Knospenhaltung und die offene Blüte. Wiederholen Sie dies einige Male.

Diese Mudra ist dem *Herzchakra* zugehörig und das Symbol für Reinheit. Sie ist gut in Zeiten von Einsamkeit und Verzweiflung.

### Mudra des Inneren Wesens

Halten Sie die Handflächen aneinander, wobei sich alle Fingerspitzen berühren. Halten Sie die Daumen nebeneinander. Die Hände ähneln nun auf beiden Seiten einer Pyramide, und zwischen den Daumenspitzen und den Spitzen der anderen Finger, die sich an den Kuppen berühren, befindet sich eine winzige Öffnung.

"Diese Öffnung kennzeichnet die Herzkraft durch die göttliche Weisheit. Bei jedem Menschen ist die Öffnung anders", so Gertud Hirschi. "Halten Sie die Hände in dieser Stellung zuerst vor die Stirn, und schauen Sie, ohne zu blinzeln, so lange Sie können durch die Öffnung. Dann senken Sie die Arme und halten die Mudra noch eine Weile einige Zentimeter unterhalb des Kinns. Ihre Hände befinden sich automatisch genau da, wo nach den alten Mysterien der Ort der Seele liegt, und Ihre Hände bilden darum einen Tempel. Achten Sie nun auf Ihren Atem.

Mit jedem Ausatmen hauchen Sie ganz zärtlich *Huuu* und lassen sich dabei durch die kleine Öffnung in die Unendlichkeit - in das große Geheimnis tragen. (...) Mit dieser Mudra betreten wir das Reich des Unfassbaren, des Göttlichen."[5)]

### Bhumisparsha-Mudra

Im Sitzen ist die linke Hand nach unten zur Erde gerichtet, die Finger berühren den Boden. Die rechte Hand ist wie eine offene Blüte nach oben gerichtet. Dies ist die Geste der Erleuchtung.

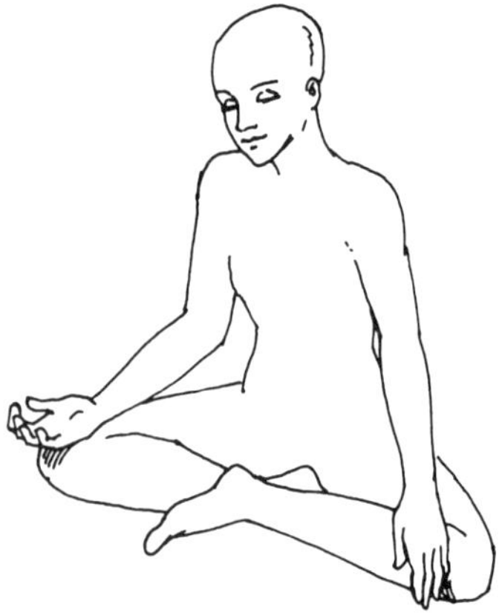

## Abhaya-Mudra

Für diese Mudra heben Sie die rechte Hand auf Brusthöhe, wobei die Handfläche nach vorn zeigt, fast wie eine Welle. Legen Sie die linke Hand auf den linken Oberschenkel, in den Schoß oder an das Herz. Diese Mudra verspricht Furchtlosigkeit.

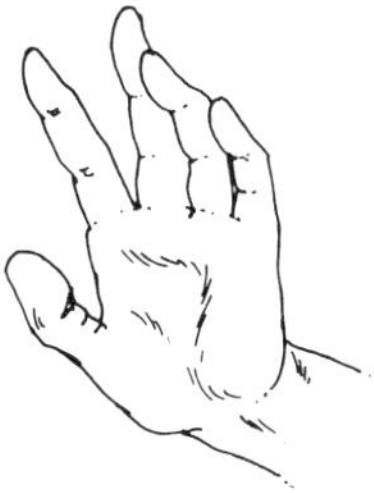

## Varada-Mudra

Halten Sie die linke Hand nach vorn und unten, die offene Handfläche zeigt dabei nach außen. Legen Sie die rechte Hand in den Schoß oder auf den

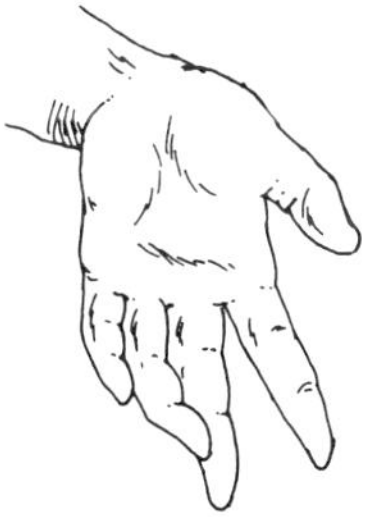

Oberschenkel. Dies ist ein Zeichen für Vergebung und in der hinduistischen Mythologie recht häufig anzutreffen.

### Dharmachakra-Mudra

Dies ist eine überaus bedeutsame und symbolische Drehung des Rades. Heben Sie für diese Mudra beide Hände vor den Brustkorb, wobei die rechte Hand höher ist als die linke. Legen Sie Daumen und Zeigefinger jeder Hand zusammen. Die linke Handfläche liegt dem Herzen gegenüber, die Rückseite der rechten Hand liegt dem Körper gegenüber. Der linke Mittelfinger berührt die Stelle, an der Daumen und Zeigefinger der rechten Hand einen geschlossenen Kreis bilden. Atmen Sie tief und langsam, während Sie diese Mudra formen.

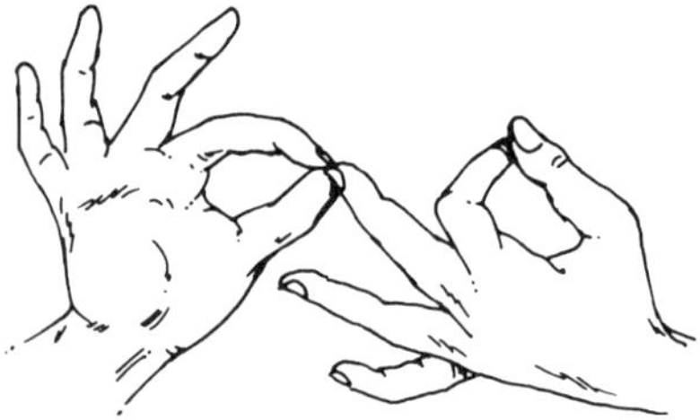

"Die Hände bilden zwei Räder", so Gertrud Hirschi. Sie fügt hinzu, dass das Rad in der hinduistischen

Mythologie Vollendung bedeutet. "Es sind aber zwei Räder, und dies weist auf die Lehre der Wiedergeburt hin. Der linke Mittelfinger (Saturn) steht für den Übergang vom Diesseits ins Jenseits - von Tod und Geburt."[6)]

## Naga-Mudra

Diese Mudra ist auch als die Mudra der tiefen Einsicht bekannt. Kreuzen Sie dafür die Hände vor dem Brustkorb, und kreuzen Sie die Daumen. Die Naga-Mudra ist hilfreich, um alltägliche Probleme zu lösen. Sie hilft, sich durch Hindernisse durchzuarbeiten, denen wir auf dem spirituellen Pfad begegnen.

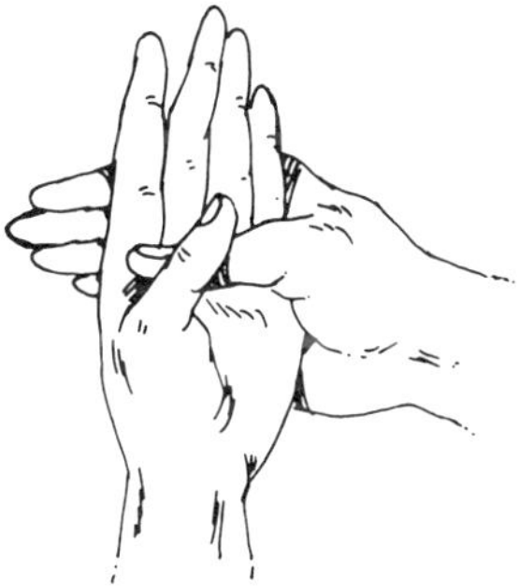

## Pushpaputa-Mudra

*Pushpa* bedeutet Blumen, und diese Mudra steht für eine Handvoll Blumen. Halten Sie beide Hände offen und nach oben gerichtet an den Oberschenkeln, die Hände sind entspannt und die Daumen liegen jeweils am äußeren Rand des Zeigefingers. Bei dieser Mudra geht es um Offenheit und Akzeptanz. Die Geste selbst ähnelt schon dieser Empfindung.

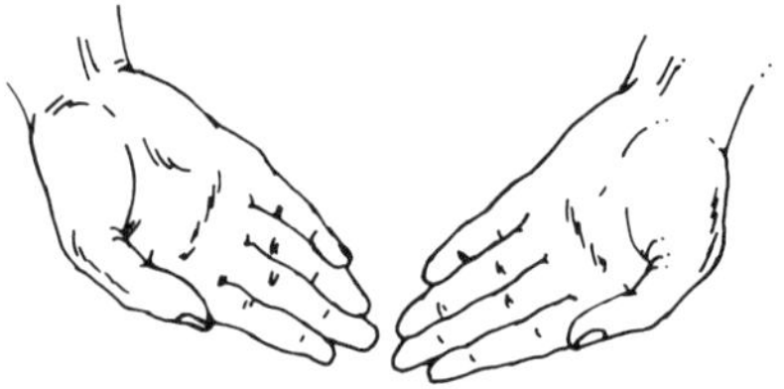

Kapitel 13

# Finger und Mudras

Bei Mudras dreht sich alles um die Finger, und jeder Finger ist gespickt mit Nervenenden, Energie und einer ganz eigenen Bedeutung. Das richtige Spiel der Finger verleiht den Mudras Heilkraft. Sehen wir uns die fünf Finger einmal genauer an:

- Der **Daumen** steht für das Element Erde, für den Magen und für Sorgen.
- Der Zeigefinger steht für das Element Metall, für die Lungen, den Dickdarm und die Gefühle Depression, Traurigkeit und Trauer.
- Der **Mittelfinger** steht für das Element Feuer, für das Herz, für den Dünndarm, für das Kreislauf- und Atmungssystem und für die Gefühle Ungeduld und Hastigkeit.
- Der **Ringfinger** steht für das Element Holz, steht in Verbindung zur Leber, zur

Gallenblase und zum Nervensystem und entspricht dem Gefühl des Ärgers.

- Der **kleine Finger** entspricht dem Wasser, den Nieren und der Angst.

Wenn Sie von einem Gefühl überwältigt werden, drücken Sie einfach ein paar Mal den entsprechenden Finger, und Sie werden sich besser fühlen. Es funktioniert!

Auch in der Handlesekunst und in der Astrologie haben die Finger tiefe Bedeutungen. Der kleine Finger ist Merkur, der Ringfinger Apollo, der Mittelfinger Saturn, der Zeigefinger Jupiter und der Daumen ist Mars zugeordnet. Der weiche Ballen unter jedem Finger ist der jeweilige Berg, und der weiche Ballen unter dem Daumen ist der Marsberg, gegenüber liegt der Mondberg. Die Erdebene liegt dazwischen in der Handfläche, und der Beginn der Handfläche am Handgelenk ist der Neptunberg.

Der kleine Finger steht in Verbindung mit Kommunikation, der Ringfinger mit Beziehungen, der Mittelfinger mit Verantwortung, der Zeigefinger mit Selbstwertgefühl und der Daumen mit Selbstbehauptung.

Das zweite *Chakra* ist mit dem kleinen Finger verbunden, der Ringfinger mit dem Sonnengott Apollo und dem *Wurzelchakra*, der Mittelfinger mit dem *Halschakra*, dem Tor zur Reinheit, das *Herzchakra* ist mit dem Zeigefinger verbunden, und das Element Feuer und der Mars sind mit dem Daumen verbunden. Jeder Finger hat Energie und spielt eine bestimmte Rolle für unser Wohlbefinden und unsere Entwicklung.

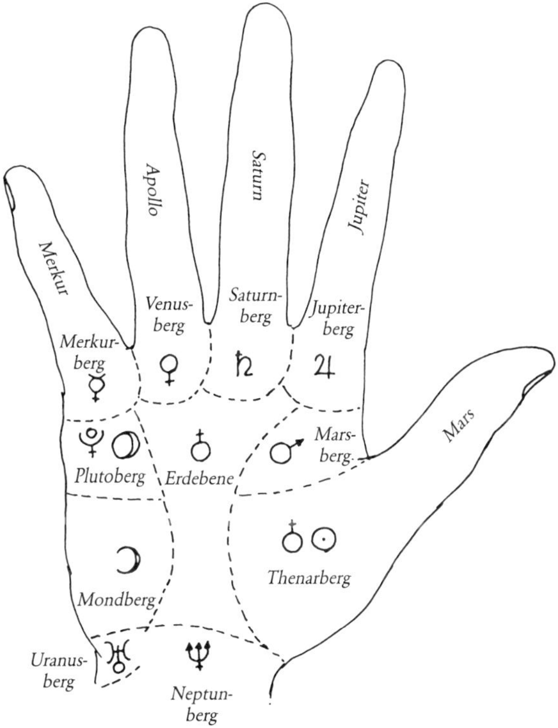

Oft heißt es, unsere Gesundheit läge in unseren Händen. Das kann man ruhig wörtlich nehmen, wenn man bedenkt, welche unbeschreibliche Macht jeder einzelne Finger in sich trägt.

Beim Heilen mit den Händen kann man sehr oft zarte, weiche, aber auch schmerzhafte Bereiche in einer Handfläche spüren, während man mit den Fingern der anderen Hand darüberstreicht. Dies sind Druckpunkte, die darauf hinweisen können, dass ein bestimmtes damit verbundenes Organ gestört oder überlastet ist. Normalerweise hilft es, den Bereich jeden Tag sanft zu berühren. Überarbeitete Bereiche beruhigen sich allmählich, und unterforderte Bereiche optimieren sich. – Sie sehen, die Finger und die Handflächen sind in der Tat von lebenswichtiger Bedeutung.

## Bewegungs-Mudra

Diese Mudra muss sehr vorsichtig geübt werden, denn ihre Wirkung ist nicht leicht zu erreichen. Legen Sie die Spitzen von Daumen und Mittelfinger jeder Hand jeweils leicht aneinander, und reiben Sie kreisförmig zehnmal sanft und langsam über den oberen Teil der Mittelfinger. Wiederholen Sie den Kreis dann in der umgekehrten Richtung. Wenn Sie die Mudra richtig ausführen, können Sie einen warmen Fluss von den Händen zu den Handgelenken, Unterarmen, Ellbogen, Oberarmen, Schultern und zur Wirbelsäule wahrnehmen. Wenn die Wirbelsäule warm wird, bewegen Sie den Daumen jeweils zum Mittelteil des Mittelfingers. Wiederholen Sie den Ablauf. Der warme Fluss strömt die Wirbelsäule entlang bis zu ihrem Ende. Bewegen Sie dann den Daumen jeweils zum unteren Teil des Mittelfingers, und reiben Sie entsprechend. Der warme Fluss strömt nun vom Becken zu den Oberschenkeln, Knien, Unterschenkeln, Fußgelenken und Fußsohlen. Hierdurch sollen sich sämtliche Blockaden öffnen, und der gesamte Kreislauf sollte sich verbessern. Dabei kann sich Ihr Körper sehr warm anfühlen. Die Mudra soll jede Krankheit aus dem Körper schleusen.

Legen Sie den Daumen jeder Hand jeweils an die Seite des Mittelbereichs des Ringfingers. Reiben Sie langsam am Mittelbereich auf und ab – je leichter, desto besser. Sie können nun ein wärmendes Gefühl wahrnehmen, das sich auf der Rückseite Ihres Kopfes ausbreitet. Dies soll die Heilung von vielen Krankheiten wie Kopfschmerzen, Hirntumoren und Hirnatrophien unterstützen.

# Die Chakren

In diesem Buch haben wir nun schon oft die *Chakren* erwähnt. Es ist wichtig zu wissen, worum es sich dabei eigentlich handelt und wie sie uns beeinflussen. Die *Chakren* sind in sämtlichen Yoga-Übungen von grundlegender Bedeutung, und in einigen Übungen, wie etwa den Fünf Tibetern, basieren alle Yoga-Übungen auf der Wirbelsäulenenergie der sieben *Chakren*. Wenn man Christopher S. Kilham, einem Verfechter der Fünf Tibeter, Glauben schenken darf, hält man durch das Training der *Chakren* oder die Optimierung der *Chakra*-Energie den Körper geschmeidig und jugendlich und verzögert den körperlichen Verfall im Alter.

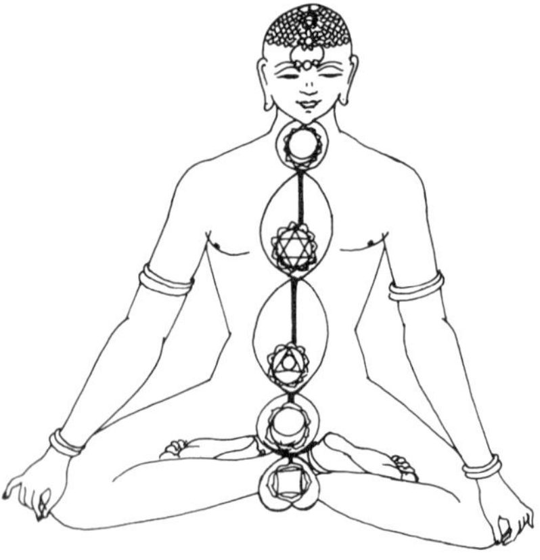


*Die Chakren*

Die sieben *Chakren* sind unsere Hauptenergiezentren. Sie sind entlang der Wirbelsäule angeordnet und stehen jeweils mit bestimmten Organen, Drüsen und Nervengeflechten in Verbindung. Jedes *Chakra* wird außerdem bestimmten Bewusstseinszuständen zugeordnet. Die sieben *Chakren* arbeiten zusammen und können im Gleichgewicht oder im Ungleichgewicht sein, je nachdem, in welchem Zustand sich Körper und Geist befinden. Für ein gesundes, vitales und ausgeglichenes Leben ist es unabdingbar, dass die *Chakren* optimal zusammenarbeiten.

Die sieben *Chakren* sind durch die drei Hauptenergiekanäle *Ida, Pingala* und *Sushumna* miteinander verbunden. Die Kanäle verlaufen vom untersten Punkt der Wirbelsäule bis zur Kopfspitze und leiten Energie von einem *Chakra* zum nächsten weiter.

Das erste *Chakra* befindet sich am untersten Punkt der Wirbelsäule auf der Höhe des Damms zwischen Anus und Genitalien. Beim ersten *Chakra* geht es um Überleben, Kraft und Lebensenergie. Sein Sanskrit-Name lautet *Muladhara*.

Das zweite *Chakra* befindet sich nahe an den Fortpflanzungsorganen. Seine Hauptfunktionen sind Kreativität und Zeugung. Sein Sanskrit-Name lautet *Svadhisthana*.

Das dritte *Chakra* liegt am Solarplexus. Hier geht es ganz um die eigene innere Kraft, es ist der Kraftpunkt für die Individualisierung des Bewusstseins. Sein Sanskrit-Name lautet *Manipura*.

Das vierte *Chakra* liegt in der Mitte des Brustkorbs und wird als Brennpunkt von Liebe und Mitgefühl im menschlichen Energiesystem betrachtet. Sein Sanskrit-Name lautet *Anahata*.

Das fünfte *Chakra* befindet sich direkt hinter dem Rachen. Es steht für Kreativität und persönlichen Ausdruck. Sein Sanskrit-Name lautet *Visuddha*.

Das sechste *Chakra* sitzt direkt hinter der Nasenwurzel zwischen den Augenbrauen, nach innen hin Richtung Kopfmitte. Es wird auch das Dritte Auge genannt und ist der Sitz höherer Intelligenz. Sein Sanskrit-Name lautet *Ajna*.

Das siebte *Chakra* befindet sich am Scheitelpunkt und ist das Zentrum des kosmischen Bewusstseins. Dies ist ein bedingungsloser Zustand vollkommener Erfüllung, Freiheit und Freude. Sein Sanskrit-Name ist *Sahasrara.*

Der Einfluss der *Chakren* durchdringt den ganzen Körper und Geist und arbeitet auf jeder Ebene. Die *Chakra*-Psychologie ist ein Werkzeug, um zu einem besseren Selbstverständnis zu gelangen. Immer wieder gibt es Ungleichgewichte in den *Chakren*, und wir alle sind auf die eine oder andere Art unausgeglichen. Entweder sind wir nicht gut geerdet, zu freigebig und selbstlos, zu egozentrisch und ehrgeizig, oder wir befinden uns irgendwo dazwischen.

Zweifellos spielen die *Chakren* eine grundlegende Rolle. Ich praktiziere seit mehr als zehn Jahren *Chakra*-Meditation und -Übungen, und meine Reise war gelinde gesagt bemerkenswert. Die Ekstase, die das ganze Wesen durchflutet, kann man nur selbst erleben, Worte sind zu profan, um die Energie zu beschreiben, die durch das Bewusstsein strömt, wenn die *Chakren* geöffnet sind und Sie sich in meditativer Trance befinden.

Aufgrund der *Chakra*-Energie breitet sich eine berauschende Ruhe in Körper und Geist aus. Zudem wird der Körper tonisiert, die Alterung wird gestoppt und die spirituelle Reise, zu der ich mich habe verleiten lassen, ist für mich zu einer Quelle endloser Freude geworden. Die *Chakra*-Energie ist einfach fantastisch, sie ist der Grundpfeiler für spirituelles Wachstum.

## Osho, Tantra und Mudras

Mit seiner Theorie "Vom Sex zum Superbewusstsein" entfachte Osho, vormals Acharya oder Bhagwan Rajneesh, eine flammende Kontroverse. Der Seher, der mit seiner einfachen, kompromisslosen Lebenseinstellung weltweit Aufmerksamkeit erregte, trat für ein Leben voller Hingabe und Leidenschaft ein. Er war ein Ikonoklast, brachte althergebrachte Sitten und Gebräuche zum Einsturz und verlieh vor allem dem sexuellen Spiel neue Flügel. Zu Lebzeiten war er stets harter Kritik ausgesetzt, doch Jahre nach seinem Tod sieht die Welt ihn nun mit neuen Augen. Osho war fraglos ein außergewöhnlicher, origineller Denker.

Sein Ashram im Koregaon Park in Pune, Indien, hallte von einer Energie wider, die selbst seine größten Kritiker überwältigte. Die Qualität seiner Bücher, Musik und Schauspiele war außergewöhnlich hoch, und die Atmosphäre im Koregaon Park war von einer Elektrizität erfüllt, die den Besucher förmlich in Brand setzte. Gärten, Teiche, Meditationshallen und Übungen aller Art trugen die Seele in neue Höhen der Erkenntnis. Auch ich verbrachte wertvolle Zeit dort und war Zeuge der gigantischen Transformation, die jeden von uns zu unterschiedlichen Zeiten erfasste, je nachdem, wie weit unsere persönliche Entwicklung vorangeschritten war. Jeder Suchende wurde belohnt, und wir alle gingen in dem Wissen fort, dass ein Meister in unser Leben getreten war und wir niemals wieder dieselben sein würden.

In den frühen 80er Jahren lebte der Koregaon Park zu einem vollkommen neuen Bewusstsein auf. Über riesige Flächen Kulturlandes hinweg strömten Tausende Anhänger aus der ganzen Welt nach Indien, um den neuen "Geschmack" eines New-Age-Gurus zu kosten. Osho brach alle Regeln und althergebrachten Sitten und Gebräuche und erarbeitete sich so seinen Weg zu neuen Theorien der Selbstverwirklichung.

Er war davon überzeugt, dass man, um zur Erleuchtung zu gelangen, vier Tore durchschreitet, man muss vier Schlösser aufschließen. Diese vier Schlösser werden die vier Siegel oder vier Mudras genannt.

Die erste Mudra ist die *Karma-Mudra.* Sie ist das äußerste Tor, die Grenze Ihres Wesens. *Karma* bedeutet Handeln, es stellt den äußersten Kern Ihres Wesens dar, Ihre Grenze. Das erste Siegel öffnen Sie, indem Sie vollkommen in Ihrem Handeln aufgehen. Tauchen Sie darin ein. Seien Sie eins mit Ihrem Handeln, lassen Sie sich davon verzehren. Der Brennpunkt, die Konzentration, ist auch Yoga. Verlieren Sie sich selbst, seien Sie eins damit. Beim Handeln wird so große Freude entstehen. Osho wiederholte immer wieder seine Überzeugung, dass Sie, wenn Sie von irgendeinem Gefühl oder einem Verlangen verzehrt werden, es ganz unvermindert aus Ihrem Inneren strömen lassen sollen. Lassen Sie nicht zu, dass es sich in Ihnen zusammenrollt wie eine Schlange, die nur darauf wartet, hervorzuschießen. Lassen Sie ihm freien Lauf. Lassen Sie es heraus, und freunden Sie sich mit seinem Feuer an.

Wenn Sie sich ärgern, ärgern Sie sich richtig; Sie werden vieles aus diesem totalen Ärger lernen. Wenn Sie sich extrem ärgern und sich Ihres Ärgers vollkommen bewusst sind, wird der Ärger eines Tages verschwinden. Es wird einfach keinen Sinn mehr ergeben, sich zu ärgern. Sie haben es verstanden. Nun kann es gehen.

Dasselbe gilt auch für die Liebe. Warum heißt es, Liebe macht blind? Sie hört nicht auf die Vernunft und ist störrisch und trotzig. Versuchen Sie einmal, frisch Verliebten ihre Liebe auszureden, in deren schraubstockartigem Griff sie sich befinden. Argumentieren Sie mit Vernunft und Logik und sagen Sie, dass es nicht funktionieren wird – selbst eine Ziegelmauer wird da nachgiebiger sein. Junge Liebe ist fast immer töricht, verzweifelte Liebe gewiss immer. Versuchen Sie, das diesen Verliebten zu erzählen, und keine Worte könnten für sie unglaubwürdiger sein. Aber mischen Sie sich ja nicht ein. Erlauben Sie den Verliebten, auf dem Weg ihrer Liebe zu reisen, halten Sie sie nicht zurück. Sie sind davon geblendet. Das Feuer der Liebe verzehrt sie, aber sie werden geheilt daraus hervorgehen. Wenn man von der Liebe verzehrt wurde, wenn man sich ihr ganz hingegeben hat, wird man als besserer Mensch aus den Flammen hervorgehen, gestraft und geheilt, bereit, mit offenem Herzen die Herausforderung des Lebens anzunehmen. Es wird eine neue Reife da sein. Und auch eine neue Bescheidenheit, gewürzt von den Flammen der Liebe. Das ist die *Karma-Mudra*. Geben Sie sich ganz Ihren Gefühlen hin. Tauchen Sie ganz ein in das, was Sie tun oder fühlen, und Sie werden frei!

Alles, was verstanden wird, was enträtselt oder ergründet werden kann, kann leicht losgelassen werden. Nur, wenn Sie es nicht verstehen, greift es immer wieder nach Ihnen und nagelt Sie fest. Es ist wie ein spannender Thriller. Sie können das Buch einfach nicht weglegen, bis Sie einen Punkt erreicht haben, an dem das Geheimnis sich zu lüften beginnt. Dann gibt es keine Dämonen mehr. Alles ist enträtselt, alle Puzzleteile fügen sich zusammen. Wenn Sie es aber einfach nie zu fassen bekommen, wird es wie eine Würgeschlange oder Treibsand. Sie kämpfen, doch es hält Sie fest und zieht Sie immer weiter in den Morast. Sie strengen sich noch mehr an - und werden nur noch tiefer in den Wirbel hineingesogen. Also geben Sie 100 Prozent, egal, was es ist. Gehen Sie mit der Kraft in die Leidenschaft hinein, mit der sie Sie verzehren will. Dies ist das erste Schloss, das geöffnet werden muss.

Das zweite Siegel wird die *Gyana-Mudra* genannt - ein wenig tiefer als das erste, ein wenig mehr im Inneren als das erste - wie das Wissen. Denn Handeln ist die äußerste Haut, Wissen geht ein bisschen tiefer.

Sie können Handlung beobachten, aber Sie können nicht beobachten, was im Geist eines anderen vor sich geht. Das zweite Siegel ist das Siegel des Wissens oder die *Gyana-Mudra*.

Osho sagt, man sollte nur zu wissen beginnen, was man wirklich weiß, und aufhören, Dinge zu glauben, bei denen man sich nicht sicher ist. Seien Sie ehrlich mit Ihrem inneren Selbst. Sagen Sie nur, was Sie wissen, und das zweite Schloss wird geknackt. Wenn Sie weiter Dinge wissen und glauben, die Sie nicht wirklich wissen, wird das zweite Schloss niemals geknackt werden. Falsches Wissen ist der Feind des wahren Wissens. Medien und Gerüchte füllen unseren Geist mit unzähligen Glaubenssätzen und Halbwahrheiten. Falsche Weisheiten werden weitergegeben und erreichen schließlich gefährliche und kultartige Ausmaße, und niemand weiß, wo alles eigentlich begann.

Osho mahnt den Menschen, alles fallen zu lassen, was er nicht weiß, aber glaubt zu wissen. "Du hast immer geglaubt, und du hast immer die Last getragen - lass diese Last fallen. Von 100 Dingen wirst du von fast 98 Dingen entlastet. Nur ein paar Dinge werden bleiben, die du wirklich weißt. Du wirst große Freiheit empfinden. Dein Kopf wird nicht mehr schwer sein. Und mit dieser Freiheit und Schwerelosigkeit betrittst du die zweite Mudra. Das zweite Siegel ist gebrochen."

Jeder Glaube sollte auf Überzeugung und nicht auf Spekulationen, Hörensagen oder mangelnden Beweisen beruhen. Gerüchte, Lügen und falsche Propheten gibt es zuhauf, sie nutzen die Unsicherheit eines schlecht geschulten Geistes aus. Der ganze Wirrwarr, der dann einsickert, kann verletzen, zerstören und Schaden anrichten. Deshalb sollte all der "Unsinn" verworfen und Raum für neue Anfänge geschaffen werden.

Die dritte Mudra heißt *Samaya-Mudra*. *Samaya* bedeutet *Zeit*. Die erste, äußerste Schicht ist also Handlung, die zweite Schicht ist Wissen, und die dritte Schicht ist Zeit. Osho sagt: "Das Wissen ist verschwunden, du bist nur noch im Jetzt; nur die reinste Zeit ist geblieben. Beobachte, meditiere darüber. Im Augenblick des Jetzt gibt es kein Wissen, denn Wissen bezieht sich immer auf die Vergangenheit. Im Augenblick des Jetzt gibt es kein Wissen; er ist vollkommen frei von Wissen. Nur in diesem Augenblick, sieh mich an, was weißt du? Niemand weiß etwas. Wenn du anfängst zu denken, du wüsstest dies und jenes, dann kommt das aus der Vergangenheit. Es kommt nicht aus diesem Augenblick, nicht aus dem Jetzt. Wissen stammt aus der Vergangenheit oder ist eine Projektion in die Zukunft. Das Jetzt ist rein von Wissen."

Die *Samaya-Mudra* soll in diesem Augenblick sein. Die Vergangenheit ist bedeutungslos. Normalerweise lernt man nichts daraus, vielmehr kann es sogar für den eigenen Fortschritt hinderlich sein, darin zu verweilen. Über die Zukunft ist nichts bekannt, und abgesehen von vagen Plänen lässt sich mit ihr nichts anfangen. Was uns also bleibt, ist die Gegenwart, und je nachdem, wie gut wir damit umgehen, kann sie der Zukunft Gestalt geben und auch die Dämonen der Vergangenheit ausmerzen.

Im Tantra besteht Osho zufolge die Zeit nur aus der Gegenwart. Die Vergangenheit ist nicht vorhanden, sie ist vorbei. Die Zukunft ist nicht vorhanden, sie ist noch nicht gekommen. Nur die Gegenwart ist da. In der Gegenwart zu leben, heißt, wirklich in der Zeit zu leben. Sonst leben Sie entweder in Ihren Erinnerungen oder in Träumen, die beide falsch und Täuschungen sind. Das dritte Siegel wird also gebrochen, wenn man im Jetzt lebt. Osho sprach von vollkommener Freude durch das Leben im Jetzt, ohne Verbindung zu Reue oder Vorfreude. Das Leben besteht aus Augenblicken, und wenn Augenblicke gefeiert werden, wird ein ganzes Leben gefeiert. Er glaubte dran, jeden Augenblick zu feiern, auch Tod oder Scheidung. Sein Ashram verband sich mit jeder Nuance jedes Augenblicks. Selbst Oshos Grabinschrift lautete: *Nie geboren, nie gestorben*. So war kein Platz für Kummer, nur fortwährende, ungetrübte, ewig hervorströmende Freude.

Zuerst sollten Sie demnach in Ihrem Handeln ganz bei der Sache sein - dann wird das erste Siegel gebrochen. Dann sollten Sie ehrlich in Ihrem Wissen werden - und das zweite Siegel wird gebrochen. Und jetzt, seien Sie einfach da, im Jetzt - und das dritte Siegel wird gebrochen.

Das vierte Siegel wird die *Maha-Mudra* oder die große Geste genannt. Nun ist nur noch reinster Raum vorhanden. Bei den ersten drei Mudras ging es, um es noch einmal zu wiederholen, um Handlung, Wissen und Zeit. Der Raum nun ist die vierte Mudra. "Der Raum ist dein innerster Kern, die Nabe des Rades, das Zentrum des Zyklons. In deiner innersten Leere ist Raum, ist Himmel", sagt Osho.

Dies sind die vier Siegel, die gebrochen werden müssen. Das ist nicht einfach. Auf dieser Reise geht es um Selbsterkenntnis. "Es braucht viel Arbeit, um in deine Wirklichkeit hineinzugehen. Klarheit erlangst du nur dann, wenn du deinen reinen Raum betreten hast."

## Tantra und Mudras

Tantra ist fast immer schon missverstanden worden. Irgendwie wird Tantra immer in einem Atemzug mit Sex genannt (nicht dass an Sex irgendetwas falsch wäre). Doch leider hat Tantra deswegen auch viel fehlgeleitete Aufmerksamkeit erhalten. Normalerweise fühlt sich der durchschnittliche Suchende vom Oberflächlichen oder Provokanten, vom Niederen und Erregenden angezogen. Aber Tantra hat wohl in einem Großteil Indiens die *Veden* (heilige Schriften des Hinduismus, Anm. d. Übers.) ersetzt. Zwei Drittel der hinduistischen Riten und mindestens die Hälfte aller Arzneimittel sind tantrischer Natur.

Es gibt verschiedene Tantra-Schulen: Puristen werden mit den *Dakshinacarina*-Ritualen am besten zurechtkommen, da sie in Harmonie mit den *Veden* stehen sollen, während die *Vamacarins*-Rituale eher für Abenteuerlustige geeignet sein sollen.

Die Tantra-Lehren beruhen auf dem *Bhakti Marga* (Weg der Hingabe, Anm. d. Übers.), das höher eingestuft wird als das *Karmamarga* (Weg des Tuns, Anm. d. Übers.) und das *Jnanamarga* (Weg des Erkennens, Anm. d. Übers.) der *Upanishaden* (Lebenssinn-Meditationen des Hinduismus, Anm. d. Übers.). Die Doktrinen des Tantra leiten sich aus der *Sankhya*-Philosophie ab, hauptsächlich der *Purusa*- und der *Prakriti*-Theorie mit besonderer Betonung der mystischen Seite des Yoga. *Brahma* ist *niskalpa* (nicht differenziert) und *sakalpa* (differenziert). Tantra beschäftigt sich mit dem *Sakalpa* oder *Saguna Brahman,* seine fünf Hauptwege sind *Bijamantra, Yantra, Shree*

*Cakra, Kavaca* und *Mudra.* Die *Panch Makar (*die fünf tantrischen Praktiken, Anm. d. Übers.), deren Namen mit dem Buchstaben M beginnen (*Madya, Mansa, Matsya, Mudra* und *Maithuna* - was Wein, Fleisch, Fisch, getrocknete Körner und sexuelle Vereinigung bedeutet) - sind wortwörtlich als Symbole der fünf Elemente des *Hatha Yoga* interpretiert worden.

Dem Tantra zufolge hat die absolute Wirklichkeit zwei Aspekte. *Shiva* (das Männliche) steht für das reine Bewusstsein, und *Shakti* (das Weibliche) für Energie und Aktivität. Die Vereinigung von *Shiva* und *Shakti* soll im menschlichen Körper vollzogen werden, während er am Leben ist. Dieser Ansatz unterscheidet sich von anderen Denkschulen, die davon ausgehen, dass die Wahrheit nur erreicht werden kann, nachdem der physische Körper abgelegt wurde.

Der menschliche Körper ist im Tantra ein mikrokosmisches Universum. Die Wirbelsäule stellt den Berg Meru dar, während die drei metaphysischen Hauptvenen (*Ida, Pingala* und *Sushumna*), die jeweils links, rechts und in der Mitte der Wirbelsäule verlaufen, die drei heiligen Flüsse verkörpern - Ganges, Yamuna und Saraswati. Die Atmung steht für den Lauf der Zeit.

Die Assoziation mit Sex geschieht deswegen, weil *Shakti*, die weibliche Quelle, auch *Kundalini* genannt, die wie eine Schlange still um das *Muladhara-Chakra* gerollt ist, geweckt wird und dazu gebracht wird, sich aufwärtszubewegen, um sich mit *Shiva* (dem Männlichen) zu vereinen. Die sexuelle Vereinigung verkörpert die Aktionen des Negativen und des Positiven. Das Männliche wohnt im *Sahasrara-Chakra,* das als tausendblättriger Lotus auf der Spitze des Kopfes beschrieben wird. Die Vereinigung von *Shiva* und *Shakti* ist die transzendentale Verwirklichung der absoluten Nichtdualität.

## Kapitel 14

# Yogisches Leben als Unterstützung

Yoga ist ein hilfreicher Weg, um zu einem höheren Bewusstsein zu gelangen. Es ist ein uraltes System aus Übungen und persönlicher Entwicklungsarbeit für Körper, Geist und Seele und kam vor über 5000 Jahren in Indien auf. Mit seinen sanften Bewegungen, seiner tiefen Atmung und seinen langsamen Dehnungsübungen ist es ideal, um sich zu entspannen und neue Energie zu tanken.

Yogische Übungen oder *Asanas* stärken das Nervensystem und helfen, Geist und Körper, ihr Potenzial zu optimieren. Durch die Heilung, Stärkung, Dehnung und Entspannung des Skelett-, Muskel-, Verdauungs-, Herz- und Kreislauf-, Drüsen- und Nervensystems wird der ganze Körper gestärkt. Yoga hilft dem Geist, neue Ruhe zu finden, und bereitet den Körper auch auf die Meditation vor.

Es gibt mehrere Yoga-Schulen. So viele, dass Sie gewiss eine finden können, die genau auf Sie und Ihre Bedürfnisse zugeschnitten ist. Es gibt auch viele wirklich schwierige Haltungen, aber Sie brauchen Ihren Körper niemals in irgendeine Haltung zu zwingen, die Ihnen nicht mehr angenehm ist. Yoga bietet zahlreiche Übungen mit tiefer Atmung namens *Pranayama*, sowie *Nadi Sodhanas* oder Techniken der abwechselnden Atmung durch die Nasenlöcher, die nützlich sind, um Stress, Depressionen und andere mentale und körperliche Probleme zu bekämpfen.

Yoga erkennt die ganzheitliche Natur des menschlichen Wesens an und strebt danach, Flexibilität und Stärke in allen Bereichen von Skelett und Muskulatur aufzubauen und gleichzeitig angesammelte Giftstoffe im System abzubauen. Yoga will die Kapazität der Lungen maximieren, leicht und ohne Anstrengung zu arbeiten, den Blutkreislauf und die Sauerstoffanreicherung des Blutes erhöhen und die inneren Organe massieren, um dafür zu sorgen, dass kontinuierlich Giftstoffe ausgeschieden werden und Lebenskraft einströmt. Yoga will den Körper in die Flexibilität und in den Fluss zurückbringen, für die er geboren wurde.

Mudras nun sind das Yoga der Finger. Bei der ganzheitlichen Heilung geht es darum, uns die Lebenskraft um uns herum zunutze zu machen. Eine vollständige Heilung mit Mudras liegt durchaus im

Bereich des Möglichen - zusammen mit einem neuen Lebensstil, der Seele und Körper ausgleichen und einen Mittelpunkt in unserem Leben schaffen kann.

## kapitel 15

# Die richtige Ernährung ist hilfreich

Um Mudras zu praktizieren, braucht man keinerlei Hilfsmittel. Wie schon oft erwähnt, kann jeder sie überall und jederzeit üben. Man kann aber auch nicht die Tatsache verleugnen, dass die richtige Umgebung, die richtigen Gedanken, die richtigen Farben und die richtigen Nahrungsmittel viel dazu beitragen können, Bewusstsein in den Heilungsprozess hineinzutragen.

Es gibt mehrere Ernährungsformen und unzählige Modediäten, und täglich kommen neue hinzu. Das ist ein weltweites Phänomen, auch Indien ist da keine Ausnahme. Die Medien quellen über vor "Heildiäten" und Wegen, wie man am besten "natürlich" lebt. Wie man sich ernährt, ist jedoch etwas ganz Individuelles, und ein bisschen muss man sich schon umschauen, bevor man sich auf etwas festlegt, was für einen selbst richtig ist. Das Ganze ist sehr persönlich. Ständig tauchen neue Theorien auf, denn der menschliche Körper ist äußerst komplex und vielschichtig und immer wieder für Überraschungen gut.

Trotz allem gibt es gewisse Grundregeln, die sich bewährt haben. Alle Mudra-Experten, mit denen ich gesprochen habe, sprachen sich immer wieder für eine einfache, maßvolle vegetarische Ernährung aus, vorzugsweise ohne weißen Zucker, Salz, Weißmehl und Weißbrot. Tabak und Alkohol werden dem Mülleimer übergeben, Wasser wird in großen Mengen getrunken und Nahrungsmittel, die den Körper anregen, werden gemieden.

Nahrungsmittel spielen in der Tat eine wesentliche Rolle in der Ernährung des Bewusstseins. Kriegerische Rassen ernähren sich nicht allein von Gemüse, genauso wenig wie Heilige nicht besonders abhängig von Fleisch sind, um zu überleben. Zweifellos nährt die richtige Nahrung das richtige Bewusstsein. Regelmäßig praktizierte Mudras wirken also vor allem dann, wenn so genannte "heilende" Nahrungsmittel verzehrt werden.

Die Makrobiotik ist eine gesunde, ganzheitliche Methode, um ein ausgeglichenes Leben zu führen. Es ist im Wesentlichen ein sich ständig veränderndes, ganzheitliches System, das immer nach Ausgleich strebt. Dabei geht es nicht nur um die Ernährung, sondern auch um das Gleichgewicht von Körper, Seele und Geist.

Der Begriff *Makrobiotik* stammt aus dem Griechischen und bedeutet *großes Leben*. Sie basiert auf dem *Klassiker des Gelben Kaisers zur Inneren Medizin*, dem ältesten bekannten Werk der chinesischen Medizin. Es wird *Huang Ti* zugeschrieben, dem legendären Gelben Kaiser (geboren ca. 2704 v. Chr.), wurde aber wahrscheinlich erst um etwa 500 v. Chr. niedergeschrieben. Der Gelbe Kaiser soll in einem goldenen Zeitalter über China regiert haben und der Urvater aller Chinesen sein. Als sich die Grenzen öffneten und die Welt kleiner wurde, verbreitete sich diese Ernährungsform auch in der westlichen Welt und wurde zusehends bekannter.

Heutzutage werden die unterschiedlichsten Ernährungsformen angepriesen. Selbst der Vegetarismus hat sein ganz eigenes Kastensystem. Und dann sind da noch unterschiedliche Schulen alternativer Heilkunst mit wieder eigenen Ernährungsvorschriften. Im Ayurveda wird zum Beispiel einem *Vata*-Menschen eine Ernährung empfohlen, die sich in hohem Maße von der eines *Kapha*-Menschen unterscheidet. Die makrobiotische Ernährung hingegen scheint eine universelle, zeitgemäße, thematische Ausrichtung zu haben.

Als Teil der Natur muss der Mensch in Harmonie und Kooperation mit ihr leben. Dazu gehört das Essen von saisonalen Nahrungsmitteln aus der Region, in der man lebt. Angestrebt wird hier der Ausgleich von *Yin* und *Yang.* Extreme *Yang*-Nahrungsmittel sind zum Beispiel rotes Fleisch, Eier und raffiniertes Salz. Ein übermäßiger Verzehr dieser Nahrungsmittel in warmem Klima wirkt sich ganz ohne Zweifel verheerend auf das Gleichgewicht des Körpers aus. Dann muss er mit *Yin*-Nahrungsmitteln wieder in seine Mitte gebracht werden.

Eine starke *Yang*-Verfassung aufgrund von übermäßigem Fleischkonsum macht uns anfällig für Ärger, Aggressionen, Intoleranz und Ungeduld, während eine *Yin*-Verfassung uns willensschwach und ungeschickt macht.

Ein weiterer Aspekt der makrobiotischen Ernährung ist, dass unsere Organe regelmäßig unterschiedliche Arten von Nahrungsmitteln benötigen, um gesund zu bleiben. Die fünf Hauptarten sind süß, sauer, salzig, scharf und bitter. Da der Wechsel der Jahreszeiten zudem einen Wechsel des *Yin-Yang*-Gleichgewichts unserer Umgebung verursacht, müssen wir unsere Ernährung auch den Jahreszeiten entsprechend umstellen. Die Natur kommt dabei mit saisonalem Obst und Gemüse ganz unseren Bedürfnissen nach. Alles, was man tun muss, ist, die ersten Anzeichen von Unwohlsein zu beachten und einem vernünftigen Ernährungsplan zu folgen, der natürlich und an die Jahreszeiten angepasst ist.

Auch die Art der Zubereitung verändert das Gleichgewicht. Nahrungsmittel können beispielsweise sehr

*Yang* werden, wenn man sie mit mehr Wärme, Druck, Zeit und Salz zubereitet.

Neben der Ernährung umfasst die Makrobiotik eine ganze Lebensweise. Körperliche Übungen, die Diagnose und natürliche Heilung unausgeglichener körperlicher Zustände, ökologisches und umweltfreundliches Verhalten, Kunst, Entspannung und Spiritualität sind die Grundzutaten der makrobiotischen Lebensweise. Auch Dankbarkeit, Versöhnlichkeit, Wertschätzung, Glaube und Loslassen gehören dazu. Es ist eine ganzheitliche Methode, um sich von den physischen und psychologischen Ketten unseres Lebens zu befreien. Es ist die tiefe Annahme des Guten in allem Leben, und die Heilung beginnt im Inneren.

Dr. Vijaya Venkat, Kavita Mukhi, Jehangir Palkhivala, Dr. Anjali Mukherjee, Rama Bans, Dr. Swati Piramal, HK Bakhru, Dr. Shah, der verstorbene Dr. Jussawalla und etliche andere Menschen im bunten und großen Land Indien haben unzählige Ernährungsformen entwickelt. Milch, Zucker, Salz, Weißbrot, Fleisch und einige andere Nahrungsmittel schneiden dabei immer wieder schlecht ab. Mit marginalen Unterschieden ist man sich über die Grundprinzipien einer gesunden Ernährung also einig.

Indien hat eine uralte Kultur, und ganzheitliche Ernährungsformen kamen dort auf, lange bevor die übrige Welt überhaupt eine Ahnung davon hatte. Natürliches Fasten, Therapien und Entgiftungsmethoden sind so alt wie Dürren und Hungersnöte. Indien ist möglicherweise auch die Mutter aller Mudras. Der Grund, warum ich all das erwähne, ist, dass Heilung ein ganzheitlicher Prozess ist, und wenn das Üben von Mudras von einer sanften, heilenden und bewusstseinssteigernden Ernährung begleitet wird, wird dieser Heilungsprozess umso vollständiger sein.

# Anmerkungen

1) Gertrud Hirschi, "Mudras - Yoga mit dem kleinen Finger", 2. Auflage 1998, Verlag Hermann Bauer KG, S. 167
2) Ibid., S. 153
3) Ibid., S. 149

4) Gertrud Hirschi, "Mudras - Yoga mit dem kleinen Finger", 2. Auflage 1998, Verlag Hermann Bauer KG, S.154
5) Ibid., S. 164
6) Ibid., S. 174

Alle Zitate von Osho frei übersetzt von Anja Schmidtke.

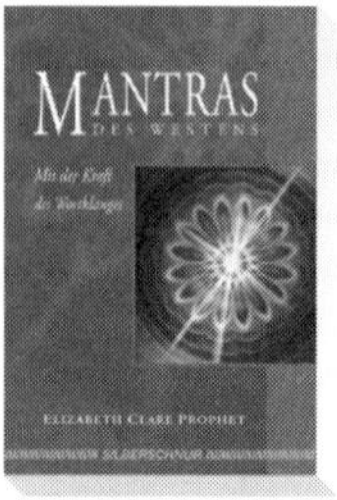


## Elizabeth Clare Prophet
# Mantras des Westens

*Mit der Kraft des Wortklanges*

Auf ihre einfache und eindrucksvolle Art führt die amerikanische Bestseller-Autorin die Macht des Wortes in all seinen Nuancen vor, wobei ihre Fallbeispiele jeden noch so skeptischen Leser von der Wirksamkeit des gesprochenen Wortes überzeugen müssen ...

128 Seiten, broschiert
ISBN 978-3-89845-171-0
€ [D] 6,95

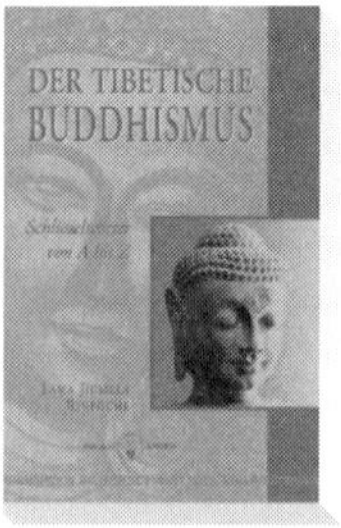


## Lama Jigmela Rinpoche
# Der tibetische Buddhismus

*Schlüsselwörter von A bis Z*

Wollten Sie schon immer wissen, was eigentlich Buddhismus bedeutet? Ist der Buddhismus eine Religion oder eine Philosophie? Wer sind die Bodhisattvas, Lamas und Tulkus? Was ist ein Mantra? Was versteht man wirklich unter Karma?

Ganz behutsam öffnet der tibetische Lama Jigmela Rinpoche in diesem Buch eine Tür zu einem besseren Verstehen seiner Religion, indem er deren Schlüsselwörter erklärt, die im Westen oft nicht richtig erläutert oder falsch verstanden werden.

Lama Jigmela Rinpoche legt hier dem westlichen Leser ein Buch vor, das einen wunderbaren Einstieg in den Buddhismus darstellt.

248 Seiten, broschiert
ISBN 978-3-89845-229-8
€ [D] 6,95

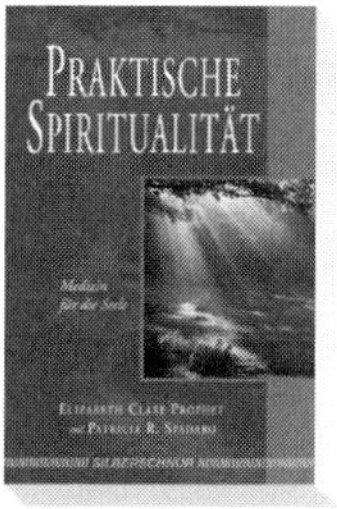


E. C. Prophet & P. R. Spadaro

## Praktische Spiritualität

*Medizin für die Seele*

176 Seiten, broschiert
ISBN 978-3-89845-206-9
€ [D] 6,95

Knüpfen Sie ein enges Band zu Ihrem Geist – dieser Ratgeber für den Alltag zeigt Ihnen in praktischen Schritten, wie Sie inmitten der Wirren und der Hektik des Alltags in Resonanz mit Ihrem Geist bleiben können, wie Sie auf die noch zarte Stimme in Ihrem Innern zu hören lernen und wie Sie am besten im Hier und Jetzt leben. Zusätzlich bietet er kreative Techniken, die Sie einsetzen können, um sich und Ihr Umfeld auf eine höhere Ebene zu heben.

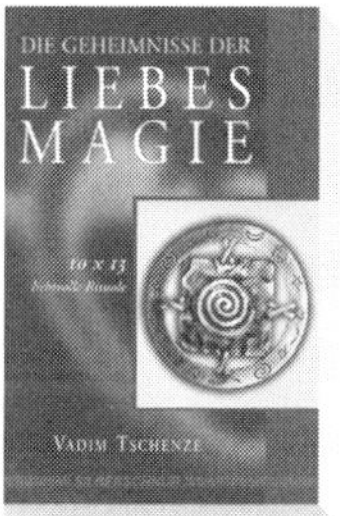


Vadim Tschenze

## Die Geheimnisse der Liebesmagie

*10 x 13 lichtvolle Rituale*

240 Seiten, broschiert,
ISBN 978-3-89845-252-6
€ [D] 6,95

Wir alle wissen: Es ist schon schwierig genug, einen Partner fürs Leben zu finden – doch selbst wenn man endlich das passende Exemplar im Auge hat, heißt das noch lange nicht, dass dem Happy End damit nichts mehr im Wege steht ... Damit Sie Ihren Wunschpartner fortan nicht mehr ziehen lassen müssen, hat Bestsellerautor Vadim Tschenze unzählige Liebesrituale für Sie zusammengestellt, die Ihnen dabei helfen, die Liebe in Ihrem Leben zu halten, unliebsame Konkurrenten lahmzulegen oder auch die
Zuneigung zwischen Ihnen und Ihrem Partner zu intensivieren.
Die Rituale selbst sind dabei bewusst so einfach gehalten, damit Ihnen das “Nachzaubern” keinerlei Probleme bereitet und Ihr Glück nichts mehr aufhalten wird ...

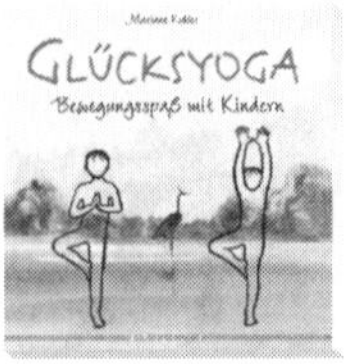


120 Seiten, broschiert
ISBN 978-3-89845-202-1
€ (D) 16,90

Marianne Kohler

## Glücksyoga

*Bewegungsspaß mit Kindern*

Der Ferne Osten ist bekannt für seine Techniken der Selbstbeherrschung, um Ausgeglichenheit und Weisheit zu erlangen, die gerade in unserer schnelllebigen Zeit unabdingbar geworden sind. Umso mehr sollten schon Kinder damit beginnen, danach zu suchen. Helfen Sie Ihrem Kind zu erwachen, ganz im Augenblick zu sein, in der Stille, in der Konzentration, auf seine Atmung zu achten, seinen Körper, seine Empfindungen kennen zu lernen... Die Vorschläge in diesem Buch sind dabei einfach und für jeden umzusetzen, dabei immer in kindgerechter Sprache gehalten und zudem lebhaft illustriert. – Für Kinder ab 4 Jahren.

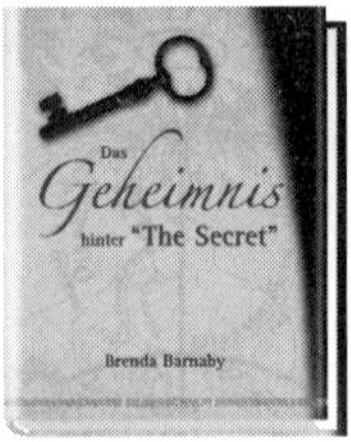


184 Seiten, gebunden
ISBN 978-3-89845-242-7
€ [D] 17,90

Brenda Barnaby

## Das Geheimnis hinter "The Secret"

Alle Geheimschlüssel der populären Botschaft, die Rhonda Byrne in ihrem Werk "The Secret – Das Geheimnis" verkündet, werden hier enthüllt, um jedem von uns Zugang zu seinem eigenen Weg zu vermitteln. Daneben enthält dieses Werk eine Sammlung von Tipps und Methoden zur Persönlichkeitsentwicklung, die von den bedeutendsten Experten unserer Zeit auf dem Gebiet des Positiven Denkens stammen. Sie halten hiermit zweifelsohne ein Buch von unschätzbarem Wert in Händen, das Ihr Leben verändern kann, wenn Sie bereit sind für ein Leben voller Erfolg, Wohlstand, Gesundheit und Harmonie.

*Weiterführende Informationen* zu
Büchern, Autoren und den Aktivitäten
des Silberschnur Verlages erhalten Sie unter:
*www.silberschnur.de*

Sie können uns alternativ
die beiliegende ***Postkarte*** zusenden.

Ihr Interesse wird belohnt!

*Interessante Diskussionen* zu
den Themen des Silberschnur Verlages
finden Sie unter:
*www.forum-spiritualitaet.de*

*Tauschen Sie sich mit anderen Lesern
aus über Inhalte und Themen,
die Sie wirklich interessieren!*

*Hier geht die Silberschnur-Welt weiter!*